高等职业教育教材

健康教育与健康促进

初晓艺　郭音彤　周　楠　主编

化学工业出版社
·北京·

内容简介

《健康教育与健康促进》教材系统梳理了健康教育与健康促进的基础理论与实践方法，共分八章展开论述。内容包括健康教育与健康促进概述、健康行为干预技术、健康传播与健康传播材料制作、健康教育与健康促进实用技能、健康教育与健康促进项目管理、特定人群健康教育、慢性病健康教育及场所健康促进与健康教育。此外，书中还介绍了六个实践项目，书末还附有五个相关附录。

本教材主要供高等职业教育专科健康管理专业使用，也可作为健康服务与管理机构从业人员的培训用书及参考书。

图书在版编目（CIP）数据

健康教育与健康促进 / 初晓艺，郭音彤，周楠主编.
北京 ：化学工业出版社，2025.8. -- （高等职业教育教材）. -- ISBN 978-7-122-48323-2
Ⅰ. R193
中国国家版本馆 CIP 数据核字第 2025C7S726 号

责任编辑：王　芳　蔡洪伟　　　文字编辑：林玥彤　张晓锦
责任校对：王鹏飞　　　　　　　装帧设计：关　飞

出版发行：化学工业出版社
　　　　　（北京市东城区青年湖南街 13 号　邮政编码 100011）
印　　装：河北延风印务有限公司
787mm×1092mm　1/16　印张 11³/₄　字数 258 千字
2025 年 10 月北京第 1 版第 1 次印刷

购书咨询：010-64518888
售后服务：010-64518899
网　　址：http : //www.cip.com.cn

定　　价：36.00 元

编写人员名单

主　编

初晓艺　山东药品食品职业学院

郭音彤　广东食品药品职业学院

周　楠　山东药品食品职业学院

副主编

于海静　山东药品食品职业学院

杨　林　德州市立医院

参编人员

魏燕妮　潍坊护理职业学院

张　玮　山东药品食品职业学院

张　凯　安徽中医药高等专科学校

鲁燕君　江西管理职业学院

王丽丽　山东药品食品职业学院

卢建华　山东省职业培训行业协会

孙　喆　山东医药技师学院

郑　宇　威海市中医院

韩子德　济南护理职业学院

主　审

李菲菲　国济医疗管理有限公司

前言

党的二十大报告指出，要推进健康中国建设，把保障人民健康放在优先发展的战略位置。这一战略部署体现了党对人民健康福祉的高度重视，也为"健康中国"战略的具体实施提供了更加明确的方向和目标。"健康中国"战略离不开高素质的健康服务与管理专业人才，而推进教材建设，对培养具有良好职业道德、扎实专业知识和职业能力的健康管理专业人才至关重要。

为全面落实党的二十大精神进教材要求，依据高等职业教育健康管理专业的培养目标和要求，结合健康服务与管理机构岗位的实际需要，以相关法律、标准、规范、指南为依据，整合优化教学内容，组织学校专家和行业专家精心编写了本教材。

本教材以健康教育与健康促进基础知识与技能为主线，融入关注生命、关爱健康、以人为本的服务理念，培养学生逐步树立"公民是健康的第一责任人"的主动健康意识，培养文化自信、创新发展及科学思辨精神，为未来从事健康管理工作打下知识与技能基础。全书共有八章，先以健康教育与健康促进的核心概念与发展脉络开篇，接着聚焦健康行为干预技术，深入解析行为改变的理论模型与实践策略，随后介绍健康传播材料制作、专题小组讨论、健康科普讲座、个体化指导、项目管理等具体技能，最后聚焦具体应用场景，从特定人群健康教育到慢性病防控的健康教育与健康促进策略，再到医疗机构、学校、社区等不同场所的健康促进实施路径，形成从基础知识到专业技能再到场景应用的完整知识链条。

本教材设有"案例导入"，创设问题情境，有利于激发学生的学习兴趣，引导学生主动学习，培养学生的探究精神和分析问题、解决问题的能力；设有"学习目标"，便于学生掌握学习要求；设有"知识链接"，有利于拓宽学生的知识面；设有"人文与健康"，有助于培养学生的职业素养；设有"课堂讨论""身临其境"，以方便学生在教师引导下根据提出的问题，通过团队合作，主动思考，开展探究式学习；设有"实践项目"，有助于培养学生综合运用所学知识，理论联系实践，解决实际问题的能力。配套的数字资源便于教师进行授课和学习者自学使用。

本教材的编写参考了国内外文献和相关标准、指南和规范，同时也得到了编者所在单位相关领导和同事的大力支持，在此表示诚挚的谢意。

由于编写时间有限，且编者水平所限，书中难免存在疏漏之处，敬请读者批评指正，以使教材更加完善。

编者

2025 年 3 月

目录

二维码资源目录

序号	标题	形式	页码
48	效果评价	微课	090
49	影响项目评价结果的因素	微课	090
50	项目评价的步骤	微课	092
51	老年人的生理和心理特点	微课	096
52	老年人健康教育的内容	微课	097
53	老年人健康教育的注意事项	微课	099
54	女性的生理和心理特点	微课	100
55	女性健康教育的内容	微课	101
56	女性健康教育的注意事项	微课	102
57	儿童的生理和心理特点	微课	103
58	儿童健康教育的内容	微课	104
59	儿童健康教育的注意事项	微课	105
60	慢性病患者的生理特点	微课	111
61	慢性病患者的心理特点	微课	112
62	慢性病患者健康教育的基本内容	微课	113
63	慢性病患者健康教育的注意事项	微课	116
64	认识糖尿病	微课	117
65	糖尿病的危险因素	微课	119
66	糖尿病健康教育的目标与原则	微课	120
67	糖尿病健康教育的内容和方式	微课	121
68	糖尿病防治策略	微课	121
69	糖尿病健康教育的实施效果评价	微课	122
70	高血压的现状	微课	123
71	高血压的危险因素	微课	124
72	高血压健康教育的内容	微课	127
73	高血压健康教育的实施策略	微课	127
74	高血压健康教育的实施与评价	微课	129
75	认识恶性肿瘤	微课	130
76	恶性肿瘤健康教育的目标和内容	微课	132
77	恶性肿瘤健康教育的实施策略	微课	134
78	健康中国战略	微课	140
79	健康城市	微课	141
80	健康促进社区	微课	142
81	社区健康教育的目标与目标人群	微课	143
82	社区健康教育的内容与形式	微课	143
83	健康促进医院	微课	144
84	医院健康教育的目标与目标人群	微课	145
85	医院健康教育的内容与形式	微课	146
86	健康促进学校	微课	147
87	学校健康教育的目标与目标人群	微课	149
88	学校健康教育的内容与形式	微课	149
89	学校健康促进	微课	150
90	工作场所健康促进的内容和项目	微课	151
91	工作场所健康教育的目标与目标人群	微课	152
92	工作场所健康教育的内容与形式	微课	153
93	健康家庭建设的任务	微课	155
94	家庭健康教育的目标与目标人群	微课	156
95	家庭健康教育的内容与形式	微课	157

第一章
健康教育与健康促进概述

 学习目标 ▶▶▶

知识目标：

1. 掌握健康教育与健康促进的基本概念和相互关系。

2. 熟悉健康的影响因素；熟悉自我保健、自我健康管理和健康素养的含义。

3. 了解健康的概念与标准、亚健康的概念与原因、国内外健康教育与健康促进的发展概况。

技能目标：

学会根据健康标准评价健康水平，分析影响健康的因素。

素质目标：

1. 逐步培养提高公众主动健康意识和提高健康素养的社会责任感。

2. 自觉践行健康教育工作者的行为标准和伦理道德。

案例导入 ▶▶▶

孙先生，男，48岁，在某大型企业担任高层管理，因工作压力较大，经常熬夜，有烟酒嗜好，已经吸烟20余年，吸烟量不断增加，现在每天吸1包，经常外出应酬，身高172cm，体重88kg。最近1月余，自感精力不足，有耳鸣、视力减退、夜间睡眠多醒，去医院检查：血脂、血压高于正常水平。

根据上述内容：

1.试分析孙先生有哪些健康问题？根据给出的信息分析影响其健康的因素有哪些？

2.除了去医院进行相应治疗外，还有哪些措施可以帮助改善孙先生目前的状况？

第一节　健康的基本概念

2016年，中共中央、国务院发布《"健康中国2030"规划纲要》，提出了健康中国建设的目标和任务。健康教育与健康促进在健康中国行动中是最基础的工作。做好健康教育与健康促进工作必须先了解健康及相关概念、影响因素。

一、健康与亚健康

（一）健康的概念与标准

健康与亚健康

1.健康的概念　1948年，世界卫生组织（WHO）提出了"三维"健康观，即健康不仅仅是没有疾病和身体强壮，还要处于身体、心理和社会适应的完美状态。1989年，WHO深化了健康的概念，提出"四维"健康理念，认为健康包括躯体健康、心理健康、社会适应良好和道德健康。

2.健康的标准　1999年，WHO制定的健康标准如下。

躯体五快：吃得快，走得快，说得快，睡得快，便得快。

心理三良好：良好的个性，良好的处世能力，良好的人际关系。良好的个性是指性格温和，意志坚定，感情丰富，胸怀坦荡，豁达乐观；良好的处世能力包括观察问题客观实在，能适应复杂的社会环境，具有较好的自控能力；良好的人际关系包括在人际交往和待人接物时，能助人为乐，与人为善，对人充满热情。

（二）亚健康

1.亚健康的概念　亚健康是指介于健康与疾病之间的临界状态，又称为"第三状态"。亚健康现在还不能通过明确的医学指标来诊断，易被人们所忽视。表现如下：①头痛、头晕、脱发、疲乏无力、腰膝酸痛、易感冒、耐力下降等躯体性亚健康状态；②焦虑烦躁、易激动、失眠、嗜睡、多梦、抑郁、短期记忆力明显下降、注意力不集中、精神欠佳等心理性亚健康状态；③人际交往频率降低、人际关系紧张、社会适应力减退等人际交往亚健康状态。

2. 导致亚健康的原因 WHO 一项全球性调查结果显示：全世界约 75% 的人处于亚健康状态。导致亚健康的原因很多，主要如下。

（1）社会心理因素 生活节奏的加快和社会竞争的加剧，造成精神过度紧张，引起神经内分泌功能失调。

（2）环境因素 如高热量、高脂食物，环境污染等，促进亚健康的发生。

（3）生活习惯 如吸烟、酗酒、运动或体力活动少、作息不规律等不良生活习惯导致亚健康。

（4）年龄 年龄在 30～40 岁的人群，处于事业发展高峰期，同时，还要承担照顾家庭老人、子女的责任，是亚健康的高发群体。

（5）遗传因素 可影响亚健康的发生和发展，如具有遗传易感性的人，稍有不利因素就会处于亚健康状态。

二、健康的影响因素

健康的影响因素

（一）生物因素

影响人类健康的生物因素大致有 3 类。

1. 生物性致病因素 包括以病原微生物和寄生虫为主的病原体及有害动植物。病原微生物包括细菌、病毒、真菌等。在 20 世纪中期以前，病原微生物引起的感染性疾病一直都是人类死亡的主要原因。青霉素的发现、疫苗的发明、新型药物的合成和医学技术的进步使大部分感染性疾病逐渐被人类控制。但是，人类免疫缺陷病毒（HIV）、新型冠状病毒等新型病原微生物的不断出现，给人类健康提出了新的挑战。病原寄生虫主要是指原虫和蠕虫，也包括可传播疾病的媒介生物如蚊、蝇、蟑螂等。这些病原体曾是人类患病与死亡的主要原因，目前仍然是部分发展中国家人群患病的主要原因之一，也是导致人类出现新传染性疾病的罪魁祸首。此外，由于全球化的快速发展，新发传染病也呈现"全球化"趋势。不良的卫生习惯、抗菌药物的滥用、大规模的人口全球流动，加大了感染性疾病防控的难度。食用野生动物、大批量家禽饲养、宠物饲养使得动物与人类疾病传播的机会也越来越多。

2. 遗传因素 生殖细胞或受精卵的染色体或基因发生突变所引起的疾病称为遗传缺陷和遗传性疾病，目前已知的有近 3000 种，占人类各种疾病的 20% 左右。近十年排名前 10 位的出生缺陷病种主要包括先天性心脏病、多指（趾）、唇腭裂、马蹄内翻足等结构畸形。除了明确的遗传疾病外，高血压、糖尿病等疾病的发生，也与遗传有一定的关系。随着我国社会经济的快速发展和医疗服务水平的提高，婴儿死亡率和 5 岁以下儿童死亡率持续下降，危害儿童健康的传染性疾病逐步得到有效控制，出生缺陷问题开始凸显，逐渐成为影响儿童健康和出生人口素质的重大公共卫生问题。

3. 个人的生物学特征 包括年龄、性别、形态、生长发育、衰老状况等。不同个体之间存在较大的生物学差异，对某种疾病的易感状态也有很大不同。例如，不同的人处于新型冠状病毒这一危险因素下，其感染的可能性及严重程度是不同的，有的无症状，有的则出现严重并发症甚至死亡。

（二）环境因素

影响健康的环境因素包括自然环境因素、社会环境因素、心理环境因素。

1. 自然环境因素　包括阳光、空气、水、土壤、食物、气候、地理位置等，它们是人类赖以生存和发展的物质基础，是人类健康的根本。保持自然环境与人类社会和谐发展对维护、促进健康有非常重大的意义，有益的居住环境比有效的医疗服务更能促进健康，而雾霾及其他大气污染可致呼吸系统受损、消化系统功能紊乱、神经系统功能异常等，易引起慢性支气管炎、支气管哮喘、肺气肿及肺癌等疾病。

2. 社会环境因素　包括社会制度、法律法规、职业、经济、文化、教育、人口、民族、人际关系和社会状态等因素。社会制度、法律法规为健康提供相关的政策和资源保障；职业决定着人们的劳动方式、强度和环境等；经济条件决定着衣、食、住、行等物质文明的程度；民族、文化决定着人们的风俗、习惯、道德等精神文明的程度。贫穷、人口拥挤等都会给健康带来负面的影响。

3. 心理环境因素　社会竞争激烈、生活压力大、工作紧张、人际关系紧张等因素可直接或间接地影响心理健康，如长期的工作生活压力大、人际关系紧张易致失眠、焦虑症等。

（三）个人行为与生活方式

不健康的行为和生活方式是许多疾病尤其是慢性非传染性疾病（以下简称"慢性病"）发生的主要行为危险因素。

1. 行为　有些行为和特定的疾病之间关系密切。例如吸烟与肺癌有密切关系，酗酒与肝癌有密切关系，这些不良行为都严重危害着人类的健康。

2. 生活方式　包括饮食习惯、运动习惯等，与疾病关系密切。如高脂、高糖、高盐、低纤维素饮食是引起肥胖、糖尿病、心脑血管疾病等的危险因素。不良生活方式所导致的疾病常因进展缓慢而易被忽视，危害更加严重。

（四）卫生保健服务因素

卫生保健服务又称健康服务，世界卫生组织把卫生保健服务分为初级、二级和三级，包括预防服务、医疗服务和康复服务。初级（基本）卫生保健（primary health care）主要指社区卫生服务中心和乡镇卫生院等基层卫生服务机构，以预防工作和基本医疗为主，是政府、卫生机构提供给人群的最基本的卫生服务，实现初级卫生保健是当代世界各国的共同目标。二级和三级卫生保健主要是指医院和医疗网，以疑难复杂病种及专科医疗为主。不利于健康的卫生保健服务包括医疗水平低、医疗机构管理不善、误诊漏诊、医源性疾病、工作人员责任心不强、卫生技术人员不足、初级卫生保健不健全、卫生经费过少、卫生资源分配不合理、重治轻防、卫生保健服务利用率低等。近年来，我国不断强化基本公共卫生服务，通过鼓励社会办医，推进松散型、紧密型"医联体"建设，以及社会力量举办签约服务等措施，不断完善医疗卫生服务体系，创新医疗卫生服务供给模式，提升医疗服务水平和质量。提供的预防、医疗、保健、康复等服务重心也从关注疾病逐渐向全人全周期健康管理方向发展。

【课堂讨论】分析影响人类健康的因素中健康教育起主要作用的原因，并说明理由。

三、自我保健与自我健康管理

（一）自我保健

保健是指通过健康素养促进活动，提升公众健康意识、保护和增进人体健康、防治疾病所采取的综合性措施。自我保健（self health care）是指让群体、家庭或者个体自觉地掌握科学的防病知识，自觉地采纳和保持自身健康的行为，养成良好的生活方式。通过自我保健，建立身体、心理、行为和社会的全面健康意识和健康行为，养成健康膳食、健身等良好生活习惯，提高自身抗病能力，从而达到预防、保持健康或早期发现疾病的目的。实行自我保健是实现"人人享有卫生保健"目标的关键，以及 WHO 倡导的"健康为人人，人人为健康"的重要标志。

（二）自我健康管理

自我健康管理是自我保健的升级版，是指通过收集健康信息，建立健康档案，由健康管理师评估健康状况及健康危险因素，然后在健康管理师的指导下，按照共同商定的健康管理计划积极行动，逐渐减少健康危险因素对自己的危害，从而达到可能达到的健康水平。《"健康中国 2030"规划纲要》提出"共建共享、全民健康"，是建设健康中国的战略主题。坚持政府主导与调动社会、个人的积极性相结合，推动人人参与、人人尽力、人人享有，以落实预防为主，推行健康生活方式，减少疾病发生，强化早诊断、早治疗、早康复，实现全民健康。要强化个人健康责任，提高全民健康素养，引导形成自主自律、符合自身特点的健康生活方式，有效控制影响健康的生活行为因素，形成热爱健康、追求健康、促进健康的社会氛围。

 知识链接 ▶▶▶

国际自我保健日

国际自我保健日（International Self-Care Day，ISD）是一个全球性的健康纪念日。世界自我药疗产业协会（WSMI）首位华人主席郭振宇博士发出倡议，将每年的 7 月 24 日定为国际自我保健日，贯彻中国传统医学"不治已病治未病"的保健理念，倡导全球民众每周 7 天，每天 24 小时，时时刻刻关注自我保健，关注自己和家人的健康。2019 年 6 月 24 日，WHO 推出第一个自我保健卫生指南《WHO 自我保健干预健康综合指南》，并宣布 6 月 24 日至 7 月 24 日为"自我保健推广月"，以配合 7 月 24 日的"国际自我保健日"。这标志着由中国发起的以预防和健康促进为基础的"国际自我保健日"被 WHO 正式认可。

四、健康素养

健康素养（health literacy）是指个人获取、理解和处理基本健康信息或服务，并做出正确的健康相关决策，以维护和促进自身健康的能力。健康素养是一种可由后天培养训练和实践而获得的技巧或能力，它包含健康认知元素、认知结构、认知过程等健康认知能力，获得和适应社会支持等维护健康的能力。随着时间和情境的变化，健康素养在不断地发展，贯穿于整个生命过程。

健康素养可以作为衡量个体或者群体是否有能力保持健康的指标，同时它也是健康教育与健康促进效果的评价指标，是提高全民健康水平最根本、最经济、最有效的措施之一，它不仅关乎个人自身，同样关乎整个社会。2008 年 1 月，卫生部第 3 号公告发布的《中国公民健康素养——基本知识与技能（试行）》，是世界上第一份界定公民健康素养的政府文件。之后，陆续发布了《中国公民健康素养——基本知识与技能（2015 年版）》《中国公民健康素养——基本知识与技能（2024 年版）》，包括基本知识与理念、健康生活方式与行为、基本技能三个方面，界定了我国公民健康素养的基本内容，普及了现阶段健康生活方式与行为的基本知识和技能。国家健康素养监测数据显示，通过持续的健康教育与健康促进行动，中国居民健康素养水平从 2008 年的 6.48% 稳步上升到 2024 年的 31.87%。政府颁布的《全民健康素养促进行动规划（2014—2020 年）》《"健康中国 2030" 规划纲要》《国务院关于实施健康中国行动的意见》和《全民健康素养提升三年行动方案（2024—2027 年）》对健康素养都有明确、具体的数据指标。

【课堂讨论】谈谈如何从强化个人的健康责任方面来提高社区居民的健康素养。

第二节　健康教育与健康促进的基本概念

一、健康教育

（一）健康教育的概念

健康教育的
基本概念

健康教育（health education）是健康服务工作的基础和先导，是普及健康生活、提高公民健康素养的主要工作和手段。健康教育是指通过有计划、有组织、有评价的社会和教育活动，促使人们自觉地采纳有益健康的行为和生活方式，消除或减轻影响健康的危险因素，以达到预防疾病、促进健康和提高生活质量的目的。

（二）健康教育的功能

健康教育的功能主要体现在以下几方面：①帮助个体和群体掌握卫生保健知识和技能，树立健康观念，自愿采纳有利于健康的行为和生活方式；②使人们有效地预防、减少、推迟高血压、糖尿病等各种慢性非传染性疾病的发生；③有效地控制传染病的传播与流行；④有效地降低医疗费用支出；⑤提升健康素养，提高人们自我健康管理和有效地利用医疗服务的能力，满足日益增长的不同健康服务需求。

（三）健康教育的任务

健康教育的主要任务包括以下方面：一是赋权，提高人们自我保护和促进健康的能力；二是激发人们的健康意识、态度和动机，改善人们的行为；三是开展有效的健康传播，提高民众的健康素养；四是实施商定的行为干预，帮助消除行为危险因素；五是组织指导和适宜技术的推广；六是开展健康相关行为的科学研究。

（四）健康教育与健康管理的关系

1. 健康教育与健康管理的共同点　①以提倡预防为主：鼓励人们通过提高自身健康素养、改善生活习惯等方式，防止疾病的发生和传播。②促进行为改变：引导人们改变不健康的行为习惯，养成良好的健康行为和生活方式，从而提高整体健康水平。③关注全民健康：以人为本，提供相关的健康知识和服务，使人们能够更好地理解和管理自身健康。

2. 健康教育与健康管理的不同点　①强调内容不同：健康教育注重知识和技能的传授，使个人具备正确的健康知识和行为技能；而健康管理主要关注整体健康状况的评估和管理，提供全方位的健康服务。②实施方式不同：健康教育通常通过组织开展健康讲座、宣传活动等形式，将健康知识传递给人们；而健康管理通常由专业的健康管理团队通过健康评估、随访等手段实施，从而满足个人和群体的健康管理需求。③目标对象不同：健康教育的目标对象更广泛，包括学生、家庭、社区等不同群体；而健康管理更侧重于个体和特定的高危人群，例如慢性疾病患者、老年人等。

3. 健康教育与健康管理相辅相成　①健康教育是健康管理的适宜工具：健康教育提供了必要的知识和技能，为个人和群体形成正确的健康观念和行为打下基础；在健康管理的干预阶段，常用到健康教育中健康信息传播和咨询的技巧，通过健康教育，个人能够了解自身的健康问题，并学会采取适当的措施进行预防和健康管理。②健康管理提供个性化的健康教育和指导：健康管理通过健康评估、随访等方式，对个体的健康状况进行全面管理和干预，为其提供个性化的健康教育和指导，帮助其实现健康目标。

 ## 人文与健康 ▶▶▶

健康教育专业伦理准则

1999 年美国全国健康教育组织联盟（CNHEO）颁布第一个统一的《健康教育专业伦理准则》。该准则描述了健康教育工作者最低行为标准和健康教育活动应遵循的原则，如无伤害原则、效益原则、自主原则和公正原则，提出了对公众进行健康教育的 9 条具体的伦理要求：①支持个人在了解情况后做出有关健康的决定，但要求这个决定不威胁他人的健康；②支持那些让受影响者获得最大利益的行动和社会政策；③准确告知与服务和项目有关的潜在好处和结果；④承担处理严重损害个人、家庭和社区健康问题的职责；⑤忠实于他们专业技能的资格和限制，并根据他们的能力提供服务；⑥保护个人的隐私和尊严；⑦积极地把个人、团体和社区纳入整个教育过程，让受影响的人了解全过程；⑧尊重和理解持有不同价值观、态度和意见的人；⑨向所有的人提供平等的服务。准则中特别强调对服务对象的尊重，强调自主决策、知情同意和保护隐私。

根据上述资料，作为一名未来的健康教育工作者，思考在工作中如何遵守这些准则。

二、健康促进

（一）健康促进的概念

健康促进的
基本概念

1986 年，WHO 在加拿大首都渥太华召开第一届国际健康促进大会，发表《渥太华宪章》，提出健康促进的概念：健康促进是促使人们维护和改善他们自身健康的过程。WHO 前总干事布伦特兰在 2000 年召开的第五届全球健康促进大会上做了更为清晰的解释：健康促进是使人们尽一切可能让其精神和身体保持在最优状态，使人们知道如何保持健康，在健康的生活方式下生活，并有能力做出健康的选择。美国《健康促进杂志》的表述是：健康促进是帮助人们改变其生活方式以实现最佳健康状况的科学。最佳健康即身体、情绪、社会适应性、精神和智力均健康。健康促进需要全社会多部门积极广泛地参与，以增强人们改进和处理自身健康问题的能力，动员各阶层广泛参与是健康促进的核心策略。

我国学者结合我国的实践经验和文化背景，把健康促进定义为："充分利用行政手段，广泛动员和协调个人、家庭、社区及社会各相关部门履行各自对健康的责任，共同维护和促进健康的一种社会行为。"健康促进以健康教育为基础，但与健康教育相比更侧重社会性，着重于发挥社会功能。

（二）健康促进的基本策略

《渥太华宣言》提出健康促进三项基本策略：倡导、赋权、协调。这三项基本策略是不同国家、不同地区、不同经济发展阶段客观上都需要遵循的基本原则。

1. 倡导　倡导政策支持、社会各界对健康措施的认同和卫生部门调整服务方向，激发社会关注和群众参与，从而创造有利于健康的社会、经济、文化与环境条件。联合国儿童基金会提出的"社会动员"是倡导策略的升级版，也是健康促进的核心策略。

2. 赋权　帮助公众具备正确的观念、科学的知识、可行的技能，激发其保健的潜力；使公众获得控制那些影响自身健康的决策和行动的能力，从而有助于保障人人享有卫生保健及资源的平等机会；赋予社区组织更多的权限，使社区行动能更大程度地影响和控制与社区健康和生活质量相关的因素；赋予专业人员更多的科普权限，调动积极性，做好健康科普工作。

3. 协调　协调不同部门、不同组织及个人的行动，使政府、社会职责及利益的各方组成强大的联盟，各负其责，共同努力，创设健康环境，实现健康目标。

（三）健康促进的任务

《渥太华宣言》列出的健康促进工作五大领域被认为是卫生与健康体系工作的指南，通常认为它就是健康促进的任务。

1. 制定能促进健康的公共政策　健康促进的含义已超出卫生保健领域，把健康问题提到各个部门（包括非卫生部门）、各级政府和组织的决策者的议事日程上。

2. **创造支持性环境** 通过健康促进，政府部门产生共同认识和行动，推进各相关部门的合作，共同实施相应的政策，创造有利于健康的社会环境。

3. **加强社区行动** 社区动员和社区行动是健康促进的基础策略。充分调动社区的力量，为社区居民提供良好的生活环境和社区卫生服务；在加强社区行动中充分调动和发挥社区的能动性，提高社区在促进健康方面的各种基本能力。

4. **发展个体技能** 通过提供政策支持、开展教育活动，促进人们提高保健知识和技能水平，有准备地应对人生各个阶段可能出现的健康问题。

5. **调整卫生服务方向** 通过多种途径，广泛动员可利用的资源，并通过多部门协作社区参与，对卫生服务项目进行优化选择，把卫生服务的重点调整到最需要的地区和最紧急的人群。

【身临其境】如果你在某社区从事健康服务与管理工作，请根据健康促进的任务，思考可以从哪些方面来维护与促进社区居民的健康。

（四）健康促进与健康管理的关系

1. **健康促进为健康管理的发展提供政策与环境支持** "健康中国"战略的实现必须调动全社会的积极性，整合全社会的资源，全面促进国民的健康。"将健康融入所有政策"在一定程度上推动了政府各部门逐渐将健康融入各自的工作规划与政策，营造了支持健康管理发展的大环境。

2. **健康促进为健康管理工作者提供工作策略与方法** 健康管理与健康促进虽然是两个不同的概念，但在根本目标、工作对象和工作内容等许多方面紧密联系和交叉渗透。因此，健康促进领域比较成熟的基本策略、知识和技能也常用于健康管理。

3. **健康管理助推健康促进工作落到实处** 健康管理是健康促进落实到具体实践的抓手。个人通过健康管理，科学有效地实施对自己健康有利的行为，从而实现健康促进的目标。群体通过健康管理，科学有效地从环境、职业、饮食、压力等方面管理群体健康，从而促进健康，提高生产力。

三、健康教育与健康促进的关系

健康教育是针对行为问题采取的一系列科学的干预步骤，它要解决的是帮助人们提高保健知识和技能水平、改变不健康的行为、建立健康的行为和生活方式的问题。

（一）健康教育和健康促进密不可分

健康促进包括健康教育，健康教育是实现健康促进的有效方法和手段。健康教育是健康促进的先导和基础，需要健康促进的指导和支持，而健康促进需要健康教育来推动和落实。

（二）健康教育和健康促进不能等同对待

健康教育和健康促进的最终目标是维持健康，提高生命质量，但不能等同对待，两者的区别点可归纳为以下两方面。

1. 范畴不同 健康教育是以健康为中心的全民教育，通过社会人群的参与，改变其认知态度和价值观念，从而使其自觉地采取有益于健康的行为和生活方式。健康促进是在健康教育的基础上，从组织、政治、经济和法律等方面提供支持性环境，使其对行为改变的作用持久并带有约束性。健康促进不仅是卫生部门的事业，而且是一项要求全社会参与和多部门合作的社会系统工程。

2. 途径不同 健康教育是通过改善健康危险行为教育，开发个体自我健康管理能力，最终达到维持健康的目的。健康促进是通过制定促进个体或群体健康的相关法规、制度等，推动健康生活实践，最终达到维持健康的目的。

第三节 国内外健康教育与健康促进的发展

自 WHO 提出健康、健康教育与健康促进的概念以来，各国的健康教育与健康促进事业蓬勃发展，健康教育伴随着健康促进发展，二者互相联系、互相促进。

国外健康教育与
健康促进的发展

一、国外健康教育与健康促进的发展概况

（一）古代健康教育与健康促进

古希腊的医药之父希波克拉底主张在治疗上注意患者的个性特征、环境因素和生活方式对患病的影响，重视卫生饮食疗法，但也不能忽视药物治疗，这种整体观至今仍然指导着卫生保健实践。近代的健康教育可追溯至 19 世纪 80 年代，最先开始于英国、美国等国家学校教育中的卫生课，最初与体育一起作为促进公众强身和健康的策略之一进行推行。20 世纪 20～30 年代，美国、英国等国家先后成立了健康教育的组织机构，健康教育开始向专业领域发展。

（二）近现代健康教育与健康促进的发展

1. 健康教育组织的发展 健康教育的发展离不开国际组织的指导与协调。国际健康教育组织主要有两个：WHO 公共卫生信息与健康教育司和国际健康促进与教育联盟。WHO 建立（1948 年）伊始，就在总部设立健康教育组，1977 年制定了"健康为人人"的政策框架，并于 1978 年召开了国际初级卫生保健大会，发表了《阿拉木图宣言》，这是人人健康运动过程中的重要里程碑，也是健康促进发展的雏形；1989 年设立了公共卫生信息与健康教育司，并在各地区设置健康教育机构。国际健康教育联盟于 1951 年在法国巴黎成立，其宗旨是"通过健康促进与健康教育来提高人们的健康水平"；1994 年更名为国际健康促进与健康教育联盟，每 3 年组织 1 次国际性大型专题研讨会，其活动方式更倾向于健康促进，对促进各国健康教育与健康促进发挥了积极作用。

2. 健康促进的发展 20 世纪 70～80 年代美国的"健康教育总统委员会""健康人民"、加拿大的"加拿大人健康新观点"等是最早在组织机构、工作领域、学术上对健康促进进行的一些探索。1977 年 WHO 提出的"2000 年人人享有初级卫生保健"的总目标，是

健康促进在全球范围内、在国家层面上加快发展的前奏。1986 年 WHO 在加拿大渥太华召开第一届全球健康促进大会，发表了著名的《渥太华宪章》。《渥太华宪章》是国际上公认的人类健康促进的里程碑，它以全世界的共识为基础，明确界定了健康促进的概念、健康促进的五项工作行动领域和三大策略，成为健康促进发展的基本理论指导。此后全球健康促进大会每隔 2～4 年召开 1 次，不断探索、总结健康促进的内涵与外延、意义及需要改进的领域，其总体趋势是更多关注广义健康促进，做精狭义健康促进。20 世纪 80 年代以来，WHO 和相关机构在全球陆续发起了创建"健康城市""健康促进医院""健康促进学校""场所健康促进"等行动，健康促进的内容与方法也越来越多地体现了超越疾病与健康问题、超越卫生领域的特点，成为健康—环境—社会协调发展的重要组成部分。1999 年，健康促进与健康教育国际联合会总结欧洲近 20 年来与健康促进相关的政策依据，提出了健康促进的理论框架"健康促进产出模型"，在该框架中确定了健康促进的 3 个行动：健康教育、社会动员、倡导运动。WHO 西太区于 2002 年出台了《区域健康促进框架：2002—2005 年行动计划》，对健康教育和健康促进的概念做了新的界定，明确提出健康教育不等同于健康促进，同时提出了实施健康促进的三维理论，即健康的场所、健康的人群和健康的生活方式，进一步确认了立足于场所开展健康促进的意义。

二、国内健康教育与健康促进的发展概况

（一）我国古代的健康教育

国内健康教育与
健康促进的发展

我国古代的史料中即有"预防疾病""传播医药养生""运动保健知识"等记载，如我国医学典籍《黄帝内经》中的"知之则强，不知则老"。春秋时期的政治家管仲认为"善为国者"必须注重"除厉（瘟疫）""以寿民"，而"明于化（教化）"是重要措施。这些都是我国健康教育思想的早期起源。

（二）我国近现代健康教育与健康促进的发展

1. 卫生宣教与爱国卫生运动时期　20 世纪 50～60 年代我国早期"爱国卫生运动委员会"及其工作中，政府主导、部门合作、社会支持、群众参与的大卫生观念与现代健康促进的理念非常吻合，通常被认为是我国健康促进实践的初始。之后又陆续开展了"卫生城市""初级卫生保健""亿万农民健康促进行动"等实践。

2. 健康教育与健康促进的发展　1987 年召开的首届健康教育理论学习研讨会上提出了健康促进的概念及其相关认识。20 世纪 90 年代以后，我国健康教育与健康促进的工作目标由以疾病为中心的卫生知识传播和对行为危险因素的干预，逐渐转变为倡导健康的生活方式和健康政策、社会环境的改变。1997 年 1 月，中共中央、国务院在《关于卫生改革与发展的决定》中指出"健康教育是公民素质教育的重要内容，要十分重视健康教育"。2000 年 10 月，中国健康促进研讨会在北京举行。从 2008 年开始，每年召开一次由国家卫生健康委员会（原卫生部）支持、中国健康教育中心主办的健康教育与健康促进大会。2005 年卫生部印发《全国健康教育与健康促进工作规划纲要（2005—2010 年）》；2006 年由上海市健康教育所主办的《健康教育与健康促进》杂志创刊；2008 年，卫生部发布《中国公民健康素养——基本知识与技能（试行）》，它对于界定我国公民应具备的基本健康知识和技

能、推动公民健康素养监测与评价、拓展健康教育与健康促进工作内容、提高健康教育与健康促进工作水平具有重要意义。2010年，卫生部印发《全国健康教育专业机构工作规范》，第一次明确了健康教育专业机构应具有技术咨询与政策建议、业务指导与人员培训、总结与推广适宜技术、信息管理与发布、监测与评估五大职能，对规范、指导健康教育专业机构工作产生了积极影响。此后，陆续印发了《中国公民健康素养——基本知识与技能（2015年版）》《中国公民健康素养——基本知识与技能（2024年版）》《全民健康素养促进行动规划（2014—2020年）》《全民健康素养提升三年行动方案（2024—2027年）》等文件。

3. 健康教育与健康促进工作体系的形成　现阶段我国健康教育工作体系由三个层次组成，即管理层、技术研究支撑层与实施层。管理层由国家卫生健康委员会宣传司健康促进处负责，主要制定健康教育与健康促进的目标、规划、政策和规范；技术研究支撑层主要由中国健康教育中心、省级健康教育机构和院校负责，主要研究解决健康教育工作环节的各种问题和研究各类健康干预技术方法并指导、服务基层；实施层是基层各类卫生与健康专业人员（专、兼职）和相关媒体，负责具体完成各项健康教育工作。

 【**课堂讨论**】比较国内外健康教育与健康促进的发展，总结我国健康教育和健康促进发展的优势。

学习小结 ▶▶▶

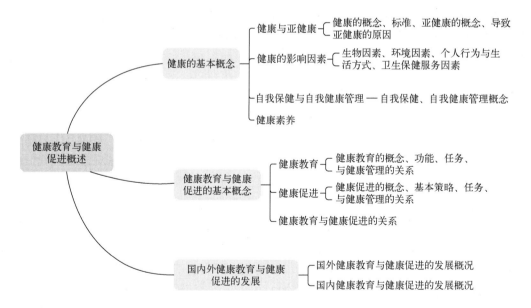

目标检测 ▶▶▶

一、单选题

1. "每个人不仅对个人健康负有责任，同时也对社会健康承担义务"指的是（　　）。
　　A. 道德健康　　　B. 三级健康　　　　C. 心理健康　　　　　D. 一级健康

2. 无饥寒、无病、无体弱是（　　　）。

    A. 一级健康的内容　　　　　　　　B. 二级健康的内容

    C. 三级健康的内容　　　　　　　　D. 健康的全部内涵

3. 健康教育与卫生宣教之间的关系是（　　　）。

    A. 等同关系　　　　　　　　　　　B. 并行关系

    C. 包容与被包容关系　　　　　　　D. 先后关系

4. "人人享有卫生保健"的战略目标是（　　　）。

    A. 渥太华宣言提出的　　　　　　　B. 雅加达宣言提出的

    C. 阿拉木图宣言提出的　　　　　　D. 宋斯瓦尔宣言提出的

5. 亚健康是指介于健康与疾病之间的临界状态，称为（　　　）。

    A. 第一状态　　　　B. 第二状态　　　　C. 第三状态　　　　D. 第四状态

6. 健康促进的核心策略是（　　　）。

    A. 倡导　　　　　　B. 赋权　　　　　　C. 协调　　　　　　D. 社会动员

7. 中共中央、国务院发布的《"健康中国 2030"规划纲要》的时间是（　　　）。

    A. 2010 年　　　　B. 2015 年　　　　C. 2016 年　　　　D. 2017 年

8. 新型冠状病毒对人体健康的危害属于（　　　）。

    A. 环境因素　　　　　　　　　　　B. 行为和生活方式因素

    C. 卫生服务因素　　　　　　　　　D. 生物学因素

二、多选题

1. 健康包括（　　　）。

    A. 躯体健康　　　　　　　　　　　B. 心理健康

    C. 社会适应良好　　　　　　　　　D. 道德健康

    E. 没有疾病

2. 对亚健康有影响的因素是（　　　）。

    A. 社会心理因素　　　　　　　　　B. 环境因素

    C. 生活习惯　　　　　　　　　　　D. 年龄因素

    E. 遗传因素

三、判断题

（　　　）1. 一个身体强壮的男生，能吃、能睡，反应敏捷，就是健康的。

（　　　）2. 一个人的健康素养是由后天培养训练和实践而获得的技巧或能力。

（魏燕妮　郑宇）

第二章
健康行为干预技术

📖 **学习目标** ▶▶▶

知识目标：

1. 掌握健康相关行为的概念、特点与分类；健康行为干预方法；常见危害健康行为干预技术。

2. 熟悉行为发展的影响因素；健康行为干预策略；健康相关行为理论及应用。

3. 了解行为的概念、分类、形成和发展；行为疗法的概念和方法。

技能目标：

能够运用相关理论和方法对四种常见危害健康行为进行干预。

素质目标：

关爱健康，自觉养成健康的生活方式，改变危害健康相关行为。

案例导入 ▶▶▶

王爷爷，男，75岁，退休干部，平时体力活动较少，有烟酒嗜好，已经吸烟50余年，每天一包，喜吃油腻、辛辣的食物，身高170cm，体重90kg，有20年慢性支气管炎病史，以往接受戒烟健康教育效果不佳。最近一次体检显示肺功能Ⅱ级，气流中度受限。经进一步检查与诊断，确诊为慢性阻塞性肺疾病（COPD）。

根据上述内容：

1. 试分析王爷爷接受戒烟健康教育效果不佳可能的原因有哪些？
2. 根据王爷爷的情况，提出健康教育和戒烟的行为干预方案。

第一节　健康相关行为概述

健康教育的核心是帮助人们的行为向有利于健康的方向转变，因此，必须了解行为的基本特征、健康相关行为的分类、行为改变的相关理论和行为干预的策略。

一、行为概述

（一）行为的概念

行为（behavior）是有机体在内外环境刺激下为适应环境所产生的反应，也是有机体为维持个体生存和种族延续，在适应不断变化的环境中所作出的反应。据此，美国心理学家Woodworth提出了著名的S-O-R行为表示式（图2-1）。S（stimulation）代表内外环境的刺激，O（organization）代表有机体，R（reaction）代表行为反应。

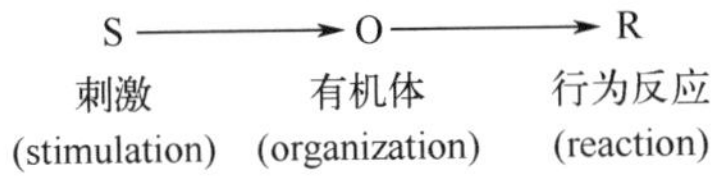

$$S \longrightarrow O \longrightarrow R$$

刺激　　　　有机体　　　　行为反应
(stimulation)　(organization)　(reaction)

图2-1　S-O-R行为表示式

行为主要包含5个基本要素：行为主体、行为客体、行为环境、行为手段、行为结果。行为主体是人；行为客体则是人的行为所指向的目标；行为环境指行为主体与行为客体发生联系的客观环境；行为手段是行为主体作用于行为客体时所使用的工具或采用的方式方法；行为结果为行为主体预期的行为对行为客体产生的影响。

（二）行为的分类

由于人类具备生物性和社会性，人类的行为可分为本能行为和社会行为两大类。

1. 本能行为　人的生物性决定各种本能行为是通过遗传先天获得，而非后天习得，如睡眠行为、摄食行为、攻击和自我防御行为、探究行为、追求刺激行为等。另一方面，与动物不同，人的本能行为还受到文化、心理、社会诸多因素制约和影响。例如，人有性冲动的本能，但是发生性行为必须受到社会舆论、道德与法律的约束。

2. 社会行为　人的社会性决定人的社会行为由社会环境造就。例如，人自出生起受到家庭环境的影响和培育；在社会生活中遵循一定的社会和团体行为准则；同时，通过大众传播等多种传播途径广泛接受信息，模仿和学习各种示范行为。人类个体通过这种不间断的学习、模仿、与他人的交往、受教育等形成了得到社会承认，符合社会道德准则、行为规范和价值观念的人类社会行为。

（三）行为的形成和发展

行为的发展是指个体行为在其生命周期中形成、发展的过程。行为发展具有连续性和不平衡性两大特点。连续性是指人的行为发展是连续的，不可能跳过其中的某一阶段而进入下一阶段。个体现在的行为是过去行为的延续，而将来的行为又必然是现在行为的延续。不平衡性即人的行为在不间断发展过程中也存在阶段性的特点，具体表现为某些阶段行为发展速度较快或较慢，某些行为在某个阶段发展格外明显等。在人的整个生命周期中，行为发展可分为4个阶段。

1. 被动发展阶段　在0～3岁内，主要依靠遗传和本能力量的驱使，以及无意识的模仿来发展行为。如新生儿一开始就会吸吮、抓握、啼哭等。随着生长发育，肢体的粗大动作（坐、爬、站、走、跑等）、手的精细动作、语言和思维能力及部分社会行为也得到快速发展。

2. 主动发展阶段　在3～12岁年龄期间，行为发展带有明显的主动性和目的性。如总爱说"不"，喜欢提出"是什么""为什么"等问题，喜欢自我表现，也容易受激惹。此阶段社会性开始加强，儿童的依赖重心已从家庭转到学校、少年组织等社会机构方面。其兴趣逐渐从游戏和幻想转移到现实实践，希望做一些有用和有效的事情。这一时期对本能冲动行为的克制能力迅速提高。

3. 自主发展阶段　12岁至成年期，随着生理的成熟，自我意识的增强，自我移情体验得到发展，情绪表现出强烈性和不稳定性，易产生情绪障碍并导致行为的不稳定。同时，这一阶段人们通过对自己、他人、环境和社会的综合认识，开始调整自己的行为方式。本阶段包含两个关键性特征：一是这种自我行为调控主要在个体不断适应社会化进程中逐步实现；二是在自己的成长过程中发展起来的行为，大都已经定型。

4. 完善巩固阶段　成年以后，人的行为定式已经形成，但时代、环境、社会和个人状况（如年龄、身体健康、家庭角色、社会地位等）仍在不断改变，因此个体行为发展仍在不断巩固、完善、适当调整；通过对行为的不断调整实现对自己和周围环境的最佳适应。

（四）行为发展的影响因素

1. 遗传因素　行为是有遗传基础的，如同卵双胞胎的行为特征和行为倾向具有相似性。因此，人类在长期种族进化中获得的优点得以继承。遗传除了影响行为，还能决定人的行为特性和趋势。

2. 环境因素　人类行为是环境刺激作用于机体的产物，同时，人的行为也可以对环境产生反作用。人可以积极利用有利于人类进步发展的环境，改造不利环境，减少环境对人类行为的负面影响。决定人类行为的环境因素既包括知识、态度、技术等小环境，也包括生态环境、风俗信仰、经济基础、法律制度等大环境。小环境与个体关系密切，影响作用直接，可控性大。大环境在更大的范围内影响人群的行为，对个体行为的影响是间接性的、潜在性的，可控性小。

3. 学习因素 人类的很多行为，尤其是社会行为，都是通过学习来形成和发展的，如模仿英雄人物、影视明星等公众人物的行为举止等。学习因素对于个体生活和工作技能的形成和发展，以及不健康行为的改变均起着重要的作用。

【课堂讨论】 根据行为的形成和发展特点，结合行为的影响因素，思考如何在不同年龄阶段，培养良好的行为和生活方式。

二、健康相关行为

人类个体和/或群体与周围环境互动后产生的行为反应，会直接或间接地影响个体自身或他人的健康和疾病，这些对健康有影响的行为即为健康相关行为（health related behavior）。可分为促进健康行为和危害健康行为两大类。

（一）促进健康行为

促进健康行为（health-promoted behavior）是个人或群体表现出的客观上有利于自身和他人健康的一组行为。

促进健康的行为

1. 促进健康行为的主要特点

（1）有利性　即行为表现有益于个人、他人和整个社会的健康。如合理饮食、适当的体育锻炼、不吸烟等。

（2）规律性　即行为表现有规律可循，不是偶然发生的。如起居有常、饮食有节、定期体检等。

（3）一致性　即个体的外显行为与内在心理活动协调一致，没有冲突或表里不一致的情形。

（4）和谐性　即个体行为表现既能体现固有个性，又能根据周围环境及时调整自身行为，使其与所处的环境保持和谐。

（5）适度性　即行为表现合乎理性，能够合理控制行为强度，且无明显冲动表现。

2. 促进健康行为的分类

（1）日常健康行为　指日常生活中有益于健康的基本行为，如平衡膳食、规律作息、适度锻炼等。

（2）预警行为　指对潜在的危害健康事件采取预防性行为，以及发生事故后采取正确处置的行为。如驾驶时使用安全带，正确预防溺水、车祸、火灾等意外事故以及事故发生后的自救和他救。

（3）合理利用卫生服务　指能够合理地利用各种卫生保健服务，以维护自身身心健康，实现三级预防的行为。如定期接受体检、预防接种、患病及时求医、积极配合医疗护理、遵循医嘱等。

（4）避开环境危险行为　指避免暴露于自然和社会环境中各种有害健康的危险因素的行为。如规避二手烟、远离噪声环境、避免接触疫水、积极应对引起紧张焦虑的生活事件等。

（5）戒除不良嗜好行为　指戒除日常生活中对健康有危害的个人偏好，如吸烟、酗酒、滥用药品等。

（二）危害健康行为

危害健康的行为

危害健康行为（health-risky behavior）是指个体或群体表现出的危害个人、他人和整个社会的行为。

1. 危害健康行为的主要特点

（1）危害性　行为对他人、对自身、对社会健康会产生直接或间接的危害。如吸烟不仅会危害到自身的健康，产生的二手烟对他人和社会也会有明显的危害性。

（2）明显性和稳定性　行为非偶然发生，对健康的损害需有一定的作用强度和持续时间。

（3）习得性　危害健康的行为是个体在后天生活经历中学会的。

2. 危害健康行为的分类

（1）不良生活方式　日常生活和职业活动中的行为习惯及其特征称为生活方式。不良生活方式包括一组习以为常的，对健康有害的行为习惯，如高盐高脂饮食、吸烟、酗酒、进食过快或过热、久坐等。不良生活方式与肥胖、糖尿病、心血管疾病、癌症、早衰等疾病的发生关系密切，具有潜伏期长、特异性差、多种不良生活方式协同作用强、普遍存在且个体差异大等特点。

（2）致病性行为模式　致病性行为模式是导致特异性疾病发生的行为模式。其中，A型行为模式和C型行为模式是国内外研究较多的两种行为模式。①A型行为模式：其核心表现是争强好胜，富有竞争性和进取心；工作节奏快，具有时间紧迫感；情绪易激动，常表现为不耐烦和充满敌意，易怒。据统计，具有A型行为模式者冠心病发病率、复发率和病死率均高出非A型行为模式者2～4倍。A型行为模式者可以通过改变争强好胜的心理、劳逸结合、减少工作量等缓解过度紧张与压力，从而预防疾病的发生。②C型行为模式：其核心表现为过度压抑情绪和自我克制，表面上谦和隐忍，但内心往往强压怒火，爱生闷气。研究发现，C型行为模式者肿瘤发生率比一般人高3倍以上，且易发生癌的转移，使病情恶化。可以通过合理表达愤怒的情绪、学会正确宣泄情绪的方法、积极参与社会活动、接受他人协助等方式转变C型行为模式。

（3）不良疾病行为　指个体从感知到自身患病到疾病康复全过程所表现出来的不利于健康的行为。常见的行为表现形式有：讳疾忌医、疑病、瞒病、不遵医嘱、迷信乃至自暴自弃等。

（4）违规行为　指违反道德规范和法律法规的危害健康行为。如吸毒、酒驾。其既能对行为者个人健康产生直接的危害，又严重干扰社会健康与正常的社会秩序。

第二节　健康相关行为干预

健康相关行为干预技术（health-related behavior intervention technology）是通过对健康相关行为及干预效果的研究，借鉴公共卫生学、心理行为学、管理学、教育学和社会学等多学科的理论与方法，发展出多个用于健康相关行为干预的方法、技能和手段。

一、健康相关行为改变理论

影响行为的因素极其复杂，只有在理论指导下制订的健康促进策略和措施才会发挥出应有的实效。健康相关行为改变理论可以帮助专业人员指导理解健康行为中的"为什么"，准确识别需要测量的指标和变量，更为精准地评估行为干预的成效。随着近几十年行为科学理论的发展，比较成熟并且应用较多的行为改变理论模式主要包括知信行模式、健康信念模式和行为转变阶段模式。

（一）知信行模式

1.知信行理论　知信行（knowledge attitude belief practice，KABP）由英国教育学家柯斯特提出，该模式直观地将人们行为的改变分为获取知识、产生信念和形成行为 3 个连续过程（图 2-2）。该理论认为：卫生保健知识和信息是建立积极、正确的信念与态度，进而改变健康相关行为的基础，而信念和态度则是行为改变的动力。为达到行为改变的目标，需让人们充分了解有关的健康知识，进而树立起积极、正确的信念与态度，最终才有可能主动地形成促进健康的行为，改变危害健康的行为。

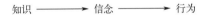

知识 ⟶ 信念 ⟶ 行为

图 2-2　知信行模式

2.知信行模式的应用　知信行理论模式认为行为的改变有两个关键步骤：树立信念和改变态度。例如，要改变吸烟行为，使吸烟者戒烟，首先需要使吸烟者充分了解吸烟相关的知识和信息，包括烟草的有害成分、吸烟对健康的危害、戒烟的益处，以及戒烟的方法等，为吸烟者戒烟奠定基础，这是第一步"知"。具备了知识，吸烟者才会对行为进行积极独立的思考，进而形成"吸烟有害健康"的信念，对戒烟产生积极的态度，并相信自己有能力戒烟，这是"信"，标志着吸烟者有动力去采取行动。在知识学习、信念形成和态度转变的情况下，吸烟者才有可能最终改变行为，成功戒烟，这是"行"，标志着实现危害健康相关行为的改变。

然而，知识转化为行为是一个漫长而复杂的过程，有很多因素可能导致行为形成或改变的失败。在健康教育实践中，常常遇到"知而不信""信而不行"的情况。"知而不信"的可能原因在于所传播信息的可信性、权威性受到质疑，感染力不强，不足以激发人们的信念，信息传递途径和方法不到位等；"信而不行"的可能原因在于人们在建立行为或改变行为中存在一些不易克服的障碍，或者需要付出较大的代价，比如以往不良的经历、缺乏物质条件和社会支持、毅力恒心不足或存在侥幸心理等，因此不产生行动。例如，针对乳腺癌高危人群开展有关疾病知识的讲座和免费筛查，但实际参与检查的女性较少，选择不参加的女性中，有些人是因工作较忙抽不出时间，有些人是出于对医生缺乏信任、担心暴露隐私或者以往有就诊不愉快的经历，还有些人是讳疾忌医，担心查出不良的结果等。另外，吸烟者往往都能知晓吸烟有害身体健康，但有不少人仍然无法成功戒烟，其中有些人是毅力恒心不足，有些人是难以割舍长久的个人爱好，有些人担心独自戒烟会招致团体的排斥，更有些人心存侥幸，认为自己身体好，每天少吸几支无妨。由此可见，只有全面掌握知、信、行转变的复杂过程，才能及时、有效地消除或减弱不利影响，促进形成有利的环境和积极的态度，进而达到改变行为的目的。

（二）健康信念模式

健康信念模式（health belief model，HBM）是运用社会心理方法解释健康相关行为的理论模式，其强调感知（perception）在健康行为形成和维护中的决定作用，认为健康信念是人们接受劝导、改变不良行为、采纳健康行为的基础和动机。

健康信念模式

1. 健康信念模式理论

（1）感知疾病的威胁　包括感知到易感性和严重性。感知到易感性是个体对自身患某种疾病或出现某种健康问题的可能性的判断。人们越是感到自己患某疾病的可能性大，就越有可能采取行动避免疾病的发生。例如，在流感时期，人们会自发地戴好口罩。感知到严重性既包含疾病的生物学后果，如导致疼痛、伤残、死亡等，也包括疾病引起的心理、社会后果，如影响形象、工作或人际（家庭）关系，加重经济负担，造成社会舆论等。个体感知的疾病后果越严重，越有可能采纳健康行为，防止严重健康问题的发生。

（2）感知健康行为的益处和障碍　指个体对采纳行为后能带来的益处的主观判断，如能降低某种疾病的危险性、减轻病痛或减少不良的社会影响等。只有当人们认识到采纳健康行为带来的益处，才会自觉采纳健康行为。

（3）感知到障碍　指个体对采纳健康行为会面临的困难和阻力的主观判断，包括劳累或不便、时间成本、经济负担等。个体对健康行为益处的感知越强，采纳健康行为的障碍越小，个体采纳健康行为的可能性越大。正确地认识这些障碍并积极应对有助于行为的改变。

（4）行动线索　也称为行动诱因或提示因素，指的是激发或唤起个体采取行动的"导火索"或"扳机"，是健康行为发生的决定因素。大众媒体的宣传教育、医生的建议、亲属和朋友的经历等都有可能作为提示因素诱发个体采纳健康行为。

（5）自我效能　指个体对自己控制内、外因素而成功采纳健康行为能力的正确评价和判断。个体自我效能高，则更有可能采纳并坚持健康行为；而自我效能偏低的个体则不易采取行动，或容易出现反复。

（6）其他相关因素　健康行为是否发生还受社会人口学因素，如年龄、性别、民族、人格特点、社会阶层、同伴影响等，以及个体所具有的疾病与健康知识等因素的影响。

2. 健康信念模式的应用 健康信念模式在国际上被广泛应用于预测各种与健康有关的行为，如接受疾病筛查和进行预防接种，以及用于了解患者的依从性、生活方式和慢性病行为干预等。在国内，健康信念模式也被广泛应用于心脑血管疾病、慢性阻塞性肺疾病、代谢综合征、髋关节置换的干预等临床实践中。在实践中可通过以下运作过程，促进和推动健康行为的形成。

（1）提高人们对疾病威胁的认知 这是健康干预的第一步，是行为改变的关键步骤，帮助干预对象认清疾病的威胁，唤起他们的防病意识，也是人们自觉采纳和维持健康行为的前提条件。例如，许多原发性骨质疏松症患者未意识到原发性骨质疏松症会极大地影响到日常活动和人际关系。

（2）帮助人们树立正确的健康观和价值观 人们是否采纳健康行为除与客观存在的行为益处和障碍有关外，还与自身的健康观和价值观密切相关。应采取措施帮助个体全面认识实施行为的益处，使其坚信一旦戒除这种危害健康的行为、采纳健康行为，就会得到有价值的结果，同时清醒地认识到行为改变中可能出现的困难，积极应对障碍，做出正确的选择。

（3）帮助人们树立信心 健康行为作为一种习得性行为，它的产生通常是以摒弃旧的行为习惯为代价。因此，对个体来说是一种艰巨的神经心理劳动过程。自我效能会影响个体的感知、动机和思考，进而影响个体是否改变行为、付出多少努力、遇到困难与障碍是否能主动克服等。自我效能较高的人通过自身坚持和努力，采纳健康行为的可能性大，而自我效能较低者，其健康行为通常难以持久，容易出现倒退、反复，这时候需要外界给予恰当支持，帮助其坚持健康行为。

（4）提供符合目标人群需求的健康教育 个体的年龄、性别、所处的社会阶层、文化水平、社会文化背景等诸多社会人口学因素与个体的健康观、价值观，以及对疾病威胁、健康行为益处和障碍的感知程度等紧密相关。因此，以建立干预对象正确健康信念为目的的健康教育活动，必须针对目标人群的社会人口学特点，有针对性地传递他们所需要的信息。

（5）充分利用各种激发因素促成健康行为发生 人的惰性使得有了动机或意图也不一定发生行为。具有权威性的大众传播媒介的宣传，社区、公园等悬挂倡导健康行为的条幅，医生个体化的建议，专家义诊咨询，周围亲友的患病等，皆有可能成为人们摒弃不健康行为、采取健康行为的最终激发因素。因此，健康教育和健康促进是一项系统工程，需要动员一切社会资源共同营造有利于健康行为生活方式的大环境。

3. 健康信念模式的局限性 人的行为复杂多变，不仅受到自身各种心理因素的影响，也受到诸多社会因素和不同情境等变量的影响。有些行为的发生与行为的收益有关，与健康相关行为的改善背道而驰，利用健康信念模式很难解释和预测这种现象。

（三）行为转变阶段模式

行为转变阶段模式（stages of change model，SCM）由美国心理学家在20世纪80年代初提出，描述和解释了吸烟者在戒烟过程中行为转变的各个阶段以及在每个阶段主要的变化过程。该模式的特点是将行为转变解释为一个连续的、动

行为转变阶段模式

态的、逐步推进的过程，处于每个行为转变阶段的人都有不同的需要和动机。因此对于不同阶段、不同需求的个体应有针对性地采用不同的干预策略，才能促使教育对象向下一阶段转变，最终采纳有益于健康的行为。

1. 行为转变阶段　行为转变一般分为五个阶段，对于成瘾性行为来说还有第六个阶段。

（1）无意向期　在最近 6 个月内，人们没有改变行为的意向，或者有意坚持不改变。处于这一阶段的人们尚未了解他们行为的结果或感知麻木，或曾多次试图改变行为，但最终失败而心灰意冷。这些人属于动机缺乏群体，他们不喜欢阅读、谈论或考虑与自身行为相关的问题或内容，有些人甚至有诸多理由为自身的行为辩解。

（2）意向期　在最近 6 个月内，人们打算改变行为，但却一直无任何行动和准备行动的迹象。这时候人们开始意识到问题的存在及严重性，并考虑转变某种行为。他们已经意识到行为改变可能带来的益处，但同时也在考虑所要面临的代价和阻碍，在收益和成本之间权衡，处于一种犹豫不决的矛盾心态。此阶段也被称为慢性打算或行为拖延阶段。

以上两个阶段合称为准备前阶段。

（3）准备期　在最近 30 天内，人们倾向于采取行动。人们承诺作出改变，并且开始有所行动，有的在过去一年里已经有所行动，如请教专业人员或医生、制订行动计划、参加健康教育课程、购买有关资料、摸索自我改变方法等。准备期的人通常被视为目标对象，会受邀参加健康教育项目（计划），如戒烟门诊或体重控制班等。

（4）行动期　在过去 6 个月内，人们的行为已有所改变，其行为不仅可被观察到且有明显的变化。需注意的是，在该模式中行动仅是六个阶段中的一个阶段，不能直接将其看作行为的改变。人们的行为转变需要达到专业人员认可的可减少疾病风险的程度。

（5）维持期　人们保持已转变的行为状态超过 6 个月，达到了预期的健康目标。"避免复发"是维持期最重要的工作。如果人们禁不住诱惑、没有足够的信心和毅力或受到精神和情绪困扰，他们就可能回到原来的行为状态。

（6）终止　某些行为，特别是成瘾性行为中可能有这个阶段。在这个阶段，人们对自身行为转变的维持有高度的自信心。尽管他们可能会经历焦虑、沮丧、无聊、紧张或愤怒等情绪体验，但他们都能坚持，确保以往的不良行为不再复发。

行为转变往往不是一步到位的。大多数人是由无意向期转变为意向期，再由意向期进入准备期，准备期后再转向行动期和维持期，但是有一部分人会出现复原的现象，复原的行为会成为另一个循环的起点。

2. 行为转变过程　行为转变过程是人们在改变行为的过程中进行的一系列心理活动变化过程。健康教育者必须先了解目标人群的行为阶段分布，对不同阶段的具体需求进行充分地了解，然后采取有针对性的措施帮助他们进入下一阶段。

（1）从无意向期到意向期，重点是唤起人们的健康意识，使其认识到原有行为的危害性以及对个人和社会可能带来的不良后果，诱发恐惧、焦虑等情绪，从而产生改变行为的意向、动机。

（2）从意向期到准备期，重点应帮助个体从认知和情感两方面对自己的健康风险和行为进行自我评价，并意识到转变行为的重要性。

（3）从准备期到行动期，应促使个体作出自我决定，树立转变行为的信念，并作出坚定承诺。

（4）从行动期到维持期，应努力消除或减少容易再度诱发危害健康行为的因素，并通过强化健康行为、积极建立社会支持网络等多种机制协助个体坚持下去。

3. 行为转变阶段模式的应用　该模式被广泛应用于多个领域，包括酗酒和其他物质滥用、饮食行为、久坐生活方式、艾滋病预防、遵从医嘱、非计划妊娠干预等行为问题的研究，是最重要的健康促进发展模式之一。

以行为转变阶段模式在戒烟中的应用为例，五个阶段的干预措施见表 2-1。

表 2-1　戒烟干预项目中不同阶段的干预措施

行为转变阶段	干预策略
无意向期	1. 提供有关吸烟危害健康的知识 2. 提高参与者对吸烟危害的严重性的认识 3. 帮助参与者意识到在周围环境中，吸烟已不受欢迎且是危害健康的行为
意向期	1. 帮助参与者尽快行动，但对情绪沮丧的和有自卫心理的吸烟者应循序渐进。对处于意向期阶段的吸烟者可以逐步推进，如先建议他将吸早上第一支烟的时间延迟 30 分钟。这样往往可以增加参与者的信心，帮助他们更好地准备开始戒烟 2. 要求处于此期的参与者作出要改变行为的坚定承诺
准备期	1. 营造有利于参与者戒烟的环境 2. 与参与者一同预见戒烟中可能会遇到的困难和阻碍，并给予个性化的建议帮助其克服
行动期	1. 给予肯定和鼓励 2. 帮助参与者建立社会支持网络
维持期	对参与者进行鼓励

4. 行为转变阶段模式的局限性　该模式可以在个体层面上描述、解释和预测行为的改变。但是，也存在一定的局限性，体现在：只是针对个体行为本身进行教育，而没有注意到个体行为教育与群体社会环境教育的结合，对社会环境影响作用考虑较少；对个体行为变化只局限于描述性解释，而非原因性解释；较多地注意到行为的自然特征，而没有注意行为的社会文化特征；实践中各阶段间的划分和相互关系不易明确。

此外，还有社会学习理论、组织改变理论、生态学模型等理论，在实践中，任何一种理论都不可能适用于所有情况，每种理论框架都有其适用特点、应用范围、优点与局限，因此在应用过程中要具体问题具体分析，针对不同对象、不同行为危险因素、不同背景条件，有创造性地综合运用理论来指导实际工作。

【课堂讨论】以戒烟为例，列出三种常见健康相关行为改变理论在应用中的异同点。

二、健康行为干预

健康行为干预（health behavioral intervention）是针对特定的健康问题和目标人群实施

的一系列有计划、有目的、有组织、有系统、有评价的有效干预措施，使人们掌握一定的知识，影响和改善人们的健康相关行为的活动和过程。

（一）健康行为干预策略

行为干预是人的生物学因素（遗传）、环境因素和学习因素相互作用的结果。目前针对健康相关行为的干预策略的理论基础主要基于健康行为的生态学模型。健康行为干预策略主要包括七个方面。

健康行为干预策略

1.政策干预 政策通过影响资源配置、改善环境，可以支持并促使人们的健康行为得以实现。制定政策、法律、法规或制度等可以限制或禁止危害人类个体或群体健康行为，如制定相关营养指南、禁止吸烟、禁止酒后驾驶的法规等。

2.环境干预 改变社会环境、人文环境和自然环境等可以影响目标人群，促进健康行为的改善或减少危害健康行为的发生。如社区设置健康宣传栏，提供运动场所和设施等。

3.信息干预 开展信息交流、技能培训、组织社会活动等，可以促使目标人群采纳健康行为，同时也促使群体、社会关注健康问题，支持健康行为。如组织健康讲座、开展专题小组讨论或同伴教育、提供技能培训以及组织健康的社会活动等。

4.人际干预 针对目标人群的不健康行为和具体问题，向其传授健康知识、教授保健技能，启迪健康理念，从而改变其态度、信念或行为习惯。

5.组织干预 组织干预是指目标人群所属单位或团体组织通过预防、抑制或治疗等手段，对目标人群进行行为干预。

6.服务干预 提供服务或者措施，促成人们健康行为的发生或者改变危害健康的行为。如提供免费血压测量服务、提供食盐的量勺等。

7.药物干预 在专业人员指导下，通过服用药物，促使人们的行为发生改变。

（二）健康行为干预方法

1.行为疗法 行为疗法（behavior therapy）又称为"行为矫正疗法"或"行为治疗"，是通过学习和训练矫正行为障碍的一种心理治疗方法。首先要对目标人群的目标行为进行行为分析，明确治疗问题和目标、了解与问

健康行为干预方法之行为疗法

题相关的环境因素、选择有效的干预技术、测量和监察治疗过程，然后确定操作化目标和制订干预的措施。行为疗法需在专业的心理治疗师的指导下有针对性地使用。

（1）松弛疗法 又叫作放松训练，一般通过调整呼吸、调节注意力、发挥想象力、自我暗示或催眠等方法，降低个体的唤醒水平和焦虑、恐惧情绪，从而治疗因紧张焦虑而导致的生理或心理问题。

（2）系统脱敏疗法 采用逐渐暴露、层级放松的方法，首先使用放松训练的方法帮助患者建立一个松弛的条件反射，然后让患者暴露于等级不断加强的焦虑场景或逐渐增加焦虑刺激的强度。同时，在这种暴露的过程中使用松弛的条件反射来干预出现的焦虑情绪，最终消除患者对该刺激的焦虑、恐惧。该法适用于恐惧症以及各种有焦虑表现的神经症和心身疾病的治疗。脱敏过程一般需要 8～10 次，每日一次或隔日一次，每次约 30 分钟。

（3）厌恶疗法 主要是使用具有轻微惩罚性质的厌恶刺激，如使用皮筋弹胳膊来矫正

或消除不良的行为，从而使目标行为消退，常用的方法有电击厌恶法、橡皮圈厌恶法、药物厌恶法等。临床主要用于戒酒、戒烟，也可用于儿童的一些行为问题如攻击行为等。

（4）冲击疗法　是一种与系统脱敏疗法相反的治疗方法，直接使患者暴露在其恐惧的情境之中，使得个体受到过度恐惧的直接冲击，从而消除恐惧。临床主要用于治疗各种恐惧症。但由于该方法会迅猛地引起患者极为强烈的焦虑、恐惧反应，治疗中可能存在一定的风险，所以对高血压患者、心脏病患者、体弱者、儿童等特殊人群需要慎用。

（5）生物反馈法　临床上主要是使用电子仪器，将患者体内的生物学信号（如心率、呼吸、皮温等）放大，以视觉或者听觉的形式呈现出来，使患者能够看到或听到自己以前感受不到的身体状态，从而学会控制身体功能。常用的方法有肌肉放松训练、皮肤升温训练、心率减慢训练等，主要用于治疗焦虑症、恐惧症等。

（6）行为塑造法　根据斯金纳的操作条件反射原理，通过强化而产生某种期望出现的良好行为的一项行为疗法。在运用行为塑造法时，应该根据对象制订出具体的、由简单到复杂的逐渐行为要求；采用逐步晋级的作业，要求目标人群把自己每小时所取得的进展正确记录下来，画成行为记录表，在目标人群完成作业时根据情况立即给予奖励，以促使增加期望良好行为的次数，从而使目标人群所表现的良好行为得以形成和巩固，同时使其不良行为得以消退，逐渐形成新的良好行为。使用这一治疗方法时，需要特别注意帮助目标人群把在特定治疗情境中学会的行为迁移到家庭或工作的日常生活现实环境中来。行为塑造法适用于恐惧症、多动症、神经性厌食症、肥胖症、药物依赖和酒精依赖等的矫治。

（7）强化法　又称操作性条件疗法，指系统地应用强化手段去增进某些适应行为，以减弱或消除某些不适应行为的一项行为治疗技术。强化分阳性强化和阴性强化。阳性强化即给予阳性刺激，如适应性行为出现时，用奖励的方法强化；阴性强化即施加惩罚刺激，如不适应行为出现时，受到指责、批评等。强化法适用于孤独症、恐惧症、神经性厌食症、肥胖症等治疗。

2. 同伴教育　同伴教育（peer education）是指以同伴关系为基础在一起分享信息、观念和行为技能，以实现预期教育目标的一种教育形式。同伴教育起源于澳大利亚，具有形式多样、感染力强、经济实用等特点，广泛适用于戒烟、预防和控制药物滥用、营养改善项目（计划）等领域。

健康行为干预方法
之其他方法

（1）同伴教育者的特征　同伴教育者应与目标人群具有相似的行为特征，熟悉该群体的文化和思想；且自愿接受培训，有实现项目目标的高度责任心和社会责任感；自信、思维敏捷、思路清晰，具备良好的人际交流技巧；富有感召力和领导才能，能够为目标人群所接受和尊敬，并成为其中的一员；能以倡导者和联络员的身份在机构和干预对象之间架起联系的桥梁。

（2）同伴教育的分类　根据组织形式，同伴教育可分为非正式的同伴教育和正式的同伴教育两种类型。①非正式的同伴教育：指活动组织者经过培训成为同伴教育者，形成自助教育队伍和平台，然后再由训练后的同伴教育者对目标人群进行教育；是凭借自然的社交关系在日常交往中与同伴分享健康信息的过程。②正式的同伴教育：是指由活动组织者或健康教育专业人员策划，有明确的目标和比较严格的教学设计和组织，具有共同背景、共同需求、共同语言等行为特征的同伴一起参与，用团队互动的方式达到教育目的。

（3）同伴教育的组织实施步骤　①招募同伴教育者。②培训同伴教育者：对干预项目的目的、内容和人际交流技巧进行培训，使同伴教育者了解项目的目标、干预策略和干预活动，了解其自身的职责以及如何与其他干预活动进行配合；熟悉与教育内容相关的卫生保健知识和技能；掌握人际交流的基本技巧和同伴教育中应用的其他技术，如组织游戏活动、使用多媒体等。③实施同伴教育：注意开始前要进行场地、桌椅、仪器设备等的准备和调试。④同伴教育评价：可以采用研究者评价、同伴教育互相评价和同伴教育者自我评价等方法。

【身临其境】如果你是一名同伴教育者，请组织一次有关戒烟的同伴教育，请和同学讨论如何组织一次同伴教育。

3. 参与式教学法　参与式教学法（participatory teaching method）是一种让每个培训对象都投入到群体活动中，与其他成员合作学习的培训方法。参与式教学法以培训对象为中心，培训的目标和内容都更关注实际操作能力和技能的培养，强调如何把学到的知识、技能应用到实际工作和生活中去。参与式教学通过营造开放、支持性的环境，使培训对象不再是被动的接受者，而成为主动的参与者，因此，能充分调动培训对象参与的积极性。由于培训对象来自不同的领域，具有不同的实际工作经验，在培训中可以互相交流和分享对问题的看法和解决的方法。参与式教学多采用课堂讨论、头脑风暴、示范和指导练习、案例分析、角色扮演、小组活动、游戏和情景模拟等方式。

4. 团体健康教育　团体健康教育（group health education）是指组织者在确定好训练目标后，通过创设情境，以群体为单位进行培训，采用强化、惩罚、厌恶和条件反射等干预手段，改变个体或群体的健康相关行为，达到受训者增加某些适应性行为或者停止某些不良行为的目的。开展团体健康教育的步骤如下。

（1）确定健康教育对象和主题　首先要明确健康教育的人群是什么，其次要明确健康教育的行为是什么。

（2）确定健康教育内容　对目标行为进行分析以确定健康教育的内容和过程，包括该目标行为被改变的难度、受训者已有的问题行为情况、改变该行为的适用方法。

（3）制订健康教育计划　在分析目标行为的基础上寻找影响目标行为的相关因素，制订具体的实施方法，设计恰当的活动以达到目的。

（4）组织实施　根据人数进行分组，培训者熟悉培训内容，并根据培训内容准备好物品、场地，安排好培训时间。

（5）总结与点评　培训结束后，安排受训者分享体会和感受，组织者进行总结点评，并对出现的问题进行反思，整改。

第三节　常见危害健康行为干预技术

一、吸烟干预技术

（一）流行现状与危害

烟草大流行已成为世界范围内最严重的公共卫生问题之一。据估计，全世界有 13 亿人使用烟草制品，其中 80% 生活在中低收入国家。吸烟对人类的危害是多方面的。烟草中的尼古丁具有高度的成瘾性，且烟草使用是心血管疾病、呼吸系统疾病以及二十余种癌症等慢性疾病最主要的危险因素，造成全世界每年超 800 万人的死亡，其中有约 130 万人是死于二手烟的暴露。据世界卫生组织估计，由吸烟带来的总经济成本（包含医疗费用的支出和生产力的损失）已超过 1.4 万亿美元。

（二）影响因素

造成吸烟成瘾的因素主要包括生物学因素、心理学因素和社会环境因素，三个因素之间相互作用、相互影响。

1. 生物学因素　烟草中的尼古丁是引起吸烟成瘾的主要物质。当尼古丁进入到血液后会迅速刺激中枢神经系统，使大脑释放多巴胺，从而产生令人愉快的感觉。长期吸烟还会增加大脑中的尼古丁受体，因此，需要更多的烟草量来获得相同的愉悦感，从而使吸烟者产生依赖性。由于尼古丁作用的时间较短，当吸烟者体内尼古丁含量下降或尝试戒烟时，个体会出现易怒、紧张、头痛和失眠等一系列所谓的"戒断症状"。

2. 心理学因素　除生理性依赖外，尼古丁通常还会使吸烟者对烟草产生心理上的依赖，认为吸烟可以提高工作效率、消除疲劳、调整情绪。随着现代社会工作节奏的加快，吸烟者在感到有压力、孤独或烦闷时，经常会通过吸烟来缓解这些不良情绪，从而不断强化心理上的依赖。

3. 社会环境因素　在某些社交场合，同事、朋友、上下级之间彼此递烟的行为十分常见，吸烟被认为是社会交往的需要。此外，吸烟行为还表现出"家庭聚集现象"，父母均吸烟的家庭孩子吸烟率比普通家庭高 1.5 倍。

（三）干预策略

1. 颁布控烟政策　2003 年，在第 56 届世界卫生大会上，192 个世界卫生组织成员国一致通过了《烟草控制框架公约》，这是第一部具有法律效力的国际公共卫生公约，我国于 2003 年 11 月 10 日正式签署《烟草控制框架公约》。2016 年，中共中央、国务院颁布实施《"健康中国 2030"规划纲要》，明确提出"全面推进控烟履约，加大控烟力度"。2019 年 6 月发布《健康中国行动（2019—2030 年）》，其中第四项"控烟行动"中明确提出"2030 年 15 岁以上人群吸烟率降至 20%"的目标。2019 年 7 月，国务院发布的《国务院关于实施健康中国行动的意见》提出：研究利用税收、价格调节等综合手段，提高控烟成效；完

吸烟的行为
干预技术

善卷烟包装烟草危害警示内容和形式；到 2022 年和 2030 年，全面无烟法规保护的人口比例分别达到 30% 及以上和 80% 及以上。

2. 创建无烟环境　全面无烟环境不仅是唯一能够保护所有人免遭二手烟危害的手段，还能减少青少年对于吸烟行为的模仿和好奇，并在一定程度上有助于促使吸烟者戒烟。这种策略更加适合于群体戒烟活动项目（计划），可以针对一个国家的所有人群，也可针对特定地区或特定社区制定，如无烟学校、无烟医院、无烟社区等策略。

3. 提供戒烟信息和技术服务　针对吸烟人群，应重点提供有关吸烟危害健康知识，并通过戒烟门诊、戒烟热线、戒烟药物服务等干预使其产生戒烟意愿。这种策略可以针对个体的不同特点实施，对个体行为干预效果更好。

（四）干预方法

1. 简短戒烟干预　主要针对所有有机会接触就医者的卫生健康专业技术人员，这部分人群是帮助吸烟者戒烟的最佳人选。卫生健康服务机构在提供服务过程中，应建立首诊询问吸烟史制度，明确建议吸烟者戒烟。对于尚无戒烟意愿的吸烟者，应激发其戒烟动机。对于有戒烟意愿的吸烟者，应提供进一步戒烟指导和帮助；这些干预一般耗时不超过 3 分钟，但可促进吸烟者尝试戒烟并提高戒烟成功率。

简短戒烟干预的具体方法如下。

（1）每位卫生健康专业技术人员在首次接触就医者时均应询问并记录其吸烟状况，可使用简短戒烟干预表格（表 2-2）。

表 2-2　简短戒烟干预表格

您是否吸烟？	1. 是	2. 否
（如果选择"是"，请回答以下问题）		
您每日吸烟多少支？	＿＿＿＿＿＿支/日	
您吸烟多少年了？	＿＿＿＿＿＿年	

可使用吸烟指数计算吸烟者的吸烟程度，单位为"包年"（1 包 =20 支），计算方法如下：

$$吸烟指数（包年）＝每日吸烟量（包）×吸烟时间（年）$$

（2）向吸烟者提供关于吸烟危害健康和吸烟与其自身疾病或健康有关的信息。

（3）建议所有吸烟者必须戒烟。

（4）向有戒烟意愿的吸烟者提供戒烟帮助。对于需要进一步戒烟干预的吸烟者，可推荐至戒烟门诊或建议拨打戒烟热线（全国戒烟热线 400-888-5531 或 400-808-5531，全国公共卫生热线 12320）。

2. 强化戒烟干预　针对提供专业戒烟干预的工作人员，如戒烟门诊的医务人员。强化戒烟干预包括联合使用多种干预方法、进行多次随访、增加每次干预时间、几位医生共同干预等措施，适用于烟草依赖较为严重且愿意接受强化干预的吸烟者。首先，医生应询问就医者的吸烟状况，评估吸烟者的戒烟意愿，根据吸烟者的具体情况提供恰当的治疗方法。

目前常用"5R"法增强吸烟者的戒烟动机，用"5A"法帮助吸烟者戒烟。

（1）对于暂时没有戒烟意愿的吸烟者采取"5R"干预措施增强其戒烟动机。①相关（relevance）：使吸烟者认识到戒烟与其自身和家人的健康密切相关。②危害（risk）：使吸烟者认识到吸烟的严重健康危害。③益处（rewards）：使吸烟者充分认识到戒烟的健康益处。④障碍（roadblocks）：使吸烟者知晓和预估戒烟过程中可能会遇到的问题和障碍，同时了解现有的戒烟干预方法，帮助他们克服这些障碍。⑤反复（repetition）：反复对吸烟者进行上述戒烟动机干预。

（2）对于有意愿戒烟的吸烟者采取"5A"戒烟干预方案。①询问（ask）：询问并记录所有就医者的吸烟情况。②建议（advise）：建议所有吸烟者必须戒烟。③评估（assess）：评估吸烟者的戒烟意愿。④帮助（assist）：提供戒烟帮助。⑤安排随访（arrange follow）：吸烟者开始戒烟后，应安排随访至少 6 个月，6 个月内随访次数不宜少于 6 次。随访的形式可以是要求戒烟者到戒烟门诊复诊或通过电话了解其戒烟情况。

（3）对于已戒烟者采取措施防止复吸。复吸多发生在戒烟后较短的时间内，新近戒烟者面临较高的复吸风险，在戒烟数月后甚至数年后仍可发生复吸。①对于开始戒烟者，应给予充分肯定，并强调戒烟对健康的巨大益处，并帮助他们解决戒烟中遇到的问题。②应持续关注戒烟者的戒烟进程，并告知戒烟者若出现复吸倾向应主动向专业人员寻求帮助。③对戒烟成功者，可与他们探讨戒烟的经验，进一步巩固戒烟状态。④告诫戒烟成功者可能还会遇到诱导其复吸的因素，应有所戒备并加以抵制。告知戒烟者如有复吸发生，应尽早报告以获得及时干预，不要"羞于"报告。

（五）干预步骤

下面以"5A"戒烟法为例，介绍戒烟干预步骤。

"5A"戒烟法的
干预步骤

1. 询问并记录吸烟情况 采取问卷调查或访谈的形式获取吸烟者的吸烟情况，主要包括吸烟的年限、吸烟的频率、是否尝试过戒烟、曾用的戒烟方法和复吸原因、家庭支持情况及其他吸烟的影响因素等，填写详细的吸烟日记。

2. 力劝吸烟者戒烟 以明确、强烈以及个体化的话语建议所有吸烟者戒烟。专业人员应该提供吸烟及戒烟有关信息，向吸烟者展示吸烟危害健康相关手册与海报、影视作品等传播材料，介绍关于控制吸烟的国际和国内政策。应明确指出吸烟对健康的多种危害；吸低焦油卷烟、中草药卷烟同样有害健康；且任何年龄段戒烟均可获益。对于不同吸烟者，可采取个体化劝诫的方式，将吸烟与就医者最关心的问题联系起来。如对于有健康忧虑的老年吸烟者，可重点告知吸烟会增加心血管疾病、呼吸系统疾病以及多种癌症的发病风险；对于有孩子的家庭，重点说明被动吸烟对健康的危害；对于患有胃肠道疾病的吸烟者，可说明戒烟对预防胃癌、食管癌等的重要意义等。对于没有戒烟想法者，在每次接触过程中反复重申戒烟建议，最终使得吸烟者能够做出正确的选择。

3. 评估戒烟动机与烟草依赖情况 评估每位吸烟者戒烟的意愿，了解患者当前戒烟意愿的程度，提供个性化的干预方案，针对戒烟意愿不强者可采用"5R"模式增强其戒烟动机。

烟草依赖的临床诊断标准

烟草依赖是一种慢性疾病，受社会、心理、生理等多个方面的综合作用，表现为躯体依赖和心理依赖两方面。烟草依赖者戒烟常需依靠专业化的戒烟干预。参照国际疾病分类（ICD-10）中关于药物依赖的诊断条件，烟草依赖的临床诊断标准为在过去1年内体验过或表现出下列6项中的至少3项。

1. 强烈渴求吸烟。

2. 难以控制吸烟行为。

3. 当停止吸烟或减少吸烟量后，出现戒断症状。

4. 出现烟草耐受表现，即需要增加吸烟量才能获得过去吸较少量烟即可获得的吸烟感受。

5. 为吸烟而放弃或减少其他活动及喜好。

6. 不顾吸烟的危害而坚持吸烟。

4. 提供戒烟帮助 帮助吸烟者制订合理可行、个体化的戒烟计划。计划内容应包括以下五点。

（1）设定明确的戒烟日期 应在2周之内开始戒烟。戒烟日期一般为一个心理放松、没有压力，或对吸烟者有特殊意义的日期。

（2）营造社会支持的戒烟环境 主要包括：①告诉家人、朋友、同事自己已决定戒烟，取得他们的理解和支持；②避免参加可能需要吸烟的活动；③处理掉烟灰缸、打火机等与吸烟有关的物品，使家中与办公室（桌）无烟；④加入戒烟学习小组，学习成功戒烟者的经验。

（3）选择合适的戒烟方法 ①完全戒断法：即从某一时间开始，完全不抽烟。②逐渐减量法：逐渐减少每天的吸烟量直到过渡到不吸烟。③延迟法：每天延迟吸烟的时间，逐渐过渡到不吸烟。

（4）积极应对戒烟中可能遇到的问题 首先是戒断症状的处理。在停止吸烟后，烟草依赖患者会出现一系列的躯体和心理症状，包括吸烟渴求、注意力不集中、焦虑、抑郁、睡眠障碍、头痛、唾液腺分泌增加等。一般情况下，戒断症状可在停止吸烟后数小时开始出现。此时应告知吸烟者戒断症状的出现是暂时的，在戒烟最初14天内表现最强烈，之后逐渐减轻直至消失。鼓励吸烟者使用"5D"法：即宣告（declare）自己戒烟的决心，取得亲朋好友的支持；延迟（delay）每次吸烟的行为，逐渐克服烟瘾；烟瘾难耐的时候深呼吸（deep breathing）；用饮水（drink water）、嚼口香糖等行为替代吸烟；做些其他的事情（do something else）让自己忙碌起来，分散注意力，减少吸烟。体重增加者应改变饮食结构，少吃高热量食物。必要时可寻求营养专家介入评估，制订戒烟期间的健康食谱。最后，要避免会引起复吸的诱发因素，如远离吸烟场合，在压力较大或心情烦闷时及时自我疏导或寻求外界帮助，必要时接受专业的心理咨询等。

（5）戒烟药物的使用 目前我国已被批准使用的戒烟药物有尼古丁贴片、尼古丁咀嚼胶（非处方药）、盐酸安非他酮缓释片（处方药）、伐尼克兰（处方药）。药物应在医生指导下使用。需注意的是，并非所有吸烟者都需要使用戒烟药物。

5. 随访 开始戒烟后 6 个月内随访不少于 6 次，尤其是在第 1 周、第 2 周和第 1 个月。随访内容包括：鼓励吸烟者讨论开始戒烟后获得的成效和益处，遇到的困难以及解决方法，戒烟药物疗效和存在的问题等。对于坚持戒烟者，应给予肯定和鼓励以增强信心；对复吸者应及时干预，提供解决措施，并适当增加随访次数。

【身临其境】作为一名未来的健康教育工作者，请为常年吸烟又经常咳嗽的亲友提供戒烟帮助，制订合理可行、个性化的戒烟计划。

二、有害使用酒精干预技术

有害使用酒精包括过量饮酒、危险性饮酒和有害饮酒。建议每日酒精摄入量男性不应超过 25g，女性不应超过 15g。危险性饮酒是指饮酒量和饮酒模式有明显损害健康的危险，但还没有造成明显的躯体和精神损害。有害饮酒是指反复的饮酒行为已经造成了躯体或精神的损害。

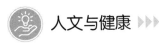

有害使用酒精的干预

（一）流行现状与危害

WHO 的《2018 年酒精与健康全球状况报告》显示，全球有害使用酒精对健康的危害和随之而来的社会问题，已经成为全世界最严重的公共卫生问题之一。根据 WHO 报告，全球每年有 300 多万人因有害使用酒精死亡，占死亡总数的 1/20，其中 3/4 为男性。过量饮酒的危害几乎累及全身各个系统和器官，如可造成酒精性肝病、胰腺炎、心肌病等，严重者甚至危及生命。酒后驾驶在我国交通事故的原因中占第二位，酒后状态下还可能诱发社会的不良治安事件。

（二）干预策略

WHO《减少有害使用酒精全球战略》提出的干预策略包括以下内容。

1. 监管酒精饮料的销售（特别是向年轻人销售）。
2. 监管和限制酒精的可获得性。
3. 制定适当的酒后驾驶干预政策。
4. 通过征税和价格机制减少酒精需求。
5. 提高公众对政策的认识和支持力度。
6. 向酒精滥用患者提供易获得和可负担的治疗。
7. 针对危险和有害使用酒精群体开展广泛筛查和简短干预。

人文与健康 ▶▶▶

酒驾醉驾相关的法律条款

《中华人民共和国道路交通安全法》第九十一条：饮酒后驾驶机动车的，处暂扣六个月机动车驾驶证，并处一千元以上二千元以下罚款。因饮酒后驾驶机动车被处罚，再次饮酒后驾驶机动车的，处十日以下拘留，并处一千元以上二千元以下罚款，吊销机动车驾驶证。醉酒驾驶机动车的，由公安机关交通管理部门约束至酒醒，吊销机动车驾驶证，依法追究刑事责任；五年内不得重新取得机动车驾驶证。饮酒后驾驶营运机动车的，处十五日拘留，并处五千元罚款，吊销机动车驾驶证，五年内不得重新取得机动车驾驶证。醉酒驾驶营运机动车的，由公安机关交通管理部门约束至酒醒，吊销机动车驾驶证，依法追究刑事责任；十年内不得重新取得机动车驾驶证，重新取得机动车驾驶证后，不得驾驶营运机动车。饮酒后或者醉酒驾驶机动车发生重大交通事故，构成犯罪的，依法追究刑事责任，并由公安机关交通管理部门吊销机动车驾驶证，终生不得重新取得机动车驾驶证。

《中华人民共和国刑法》第一百三十三条之一危险驾驶罪：在道路上驾驶机动车，有醉酒驾驶机动车的情形，处拘役，并处罚金，同时构成其他犯罪的，依照处罚较重的规定定罪处罚。

有些观点认为：健康是自己的事，别人无权干预。根据上述资料，思考这种观点是否正确，为什么？

（三）干预方法

1. 社会支持及精神治疗　包括改善环境、行为疗法、家庭疗法、个人和集体心理疗法等，以激发饮酒者的戒酒意愿。鼓励饮酒者参加文体和学习活动，引导其逐步适应工作及社会生活。

2. 药物治疗　专业人员可以使用酒精拮抗剂或厌恶疗法对患者进行治疗。戒酒硫能抑制乙醛脱氢酶，使乙醇代谢受阻，造成体内乙醛的积聚，再饮酒时产生强烈的恶心、呕吐、呼吸困难、心悸、脸红、焦虑等身体反应和不愉快感觉。阿扑吗啡通过建立厌恶性条件反射，使饮酒者产生对酒的厌恶感。

3. 支持治疗　通过补充营养、维生素，维持水电平衡等，治疗躯体并发症。戒断综合征的躯体、精神症状比较严重，甚至会危及患者生命，可使用促大脑代谢药物（如 ATP、辅酶 A、细胞色素 C 等）静脉注射。

（四）干预步骤

1. 过量饮酒人群筛查　专业人员通过饮酒情况问诊和饮酒自评问卷两种方法进行评价和筛查。问诊内容包括饮酒量，饮酒频率，过量饮酒情况，饮酒对躯体、精神、家庭、工作的影响，回忆上次醉酒情况等。饮酒自评问卷建议使用 WHO《酒精使用障碍筛查量表》（AUDIT）（见附录二），以识别低风险饮酒者、高风险饮酒者、有害饮酒者及酒精依赖者。评分 0～7 分为低风险饮酒；8～15 分为高风险饮酒；16～19 分为有害饮酒；20～40 分为酒精依赖。

2. 制订干预方案　在筛查的基础上，对人群进行饮酒评估，在自愿的情况下对过量饮酒进行干预。根据行为转变阶段模式，过量饮酒干预可以分为无意向期、意向期、准备期、行动期、维持期 5 个阶段。专业人员可根据这 5 个阶段人群的不同特点制订不同的干预方案。

（1）无意向期　此阶段饮酒者不考虑近期改变饮酒行为或者没有意识到过量饮酒危害。干预方案的要点是反馈筛查情况，并进一步告知酒精对身体的危害。

（2）意向期　饮酒者知道过量饮酒带来相关不良后果，对于是否要做出改变犹豫不决，担心自己不能坚持。干预方案的要点是增强饮酒者改变行为的信心，告知改变过量饮酒行为的益处，激励其开始行动。

（3）准备期　此时饮酒者已经开始准备改变过量饮酒行为，并计划采取行动，讨论改变行为的具体日期，改变目标，提出具体建议。

（4）行动期　过量饮酒者已经开始减少饮酒或停止饮酒，但饮酒行为改变不久。干预方案的要点是给予鼓励，减少去饮酒场合，提供应对不适症状的方法。可以采用行为疗法、拮抗剂戒酒法、环境支持法。

（5）维持期　饮酒者已经长期地节制饮酒或停止饮酒，应给予鼓励和激励。

3. 随访　专业人员随访可以帮助患者从一个行为改变阶段转变到下一个阶段。随访可每半年一次。在随访时，应鼓励改变行为者就以下问题进行讨论：是否从减少过量饮酒中获得益处；在行为转变过程中有什么困难，自己是如何解决的；自己的家人和朋友都有什么反馈。对于行为改变者要给予表扬和鼓励。

三、身体活动不足干预技术

身体活动是指由骨骼肌肉收缩引起的，能使机体消耗增加的一切身体活动。包括职业相关的体力活动（如劳动），交通出行中的体力活动（如步行、坐车等），家庭生活中的体力活动（如打扫卫生、买菜做饭等），闲暇时间的体力活动（如健身娱乐）等。身体活动不足是指未达到世界卫生组织推荐的最低身体活动量，即中等至高等强度的身体活动（如步行、骑自行车、跑步和园艺等）不足 150 分钟/周。

身体活动不足的干预技术

（一）流行现状与危害

研究发现，从 2010 年到 2018 年，中国成年人身体活动不足呈增加趋势，经年龄校正的身体活动不足的比例从 2010 年的 17.9%增加到 2018 年的 22.3%。身体活动不足水平因性别、年龄、地理位置、教育程度、职业和体质指数（BMI）而异。农村成年人身体活动不足的比例从 17.1%上升到 22.6%，而城市成年人身体活动不足的比例从 18.8%上升到 22.0%。18～34 岁的身体活动不足的比例达 26.1%，超过了≥65 岁的人群（25.5%）。学历低、从事农业相关工作、非体力劳动和其他体力劳动的人群，身体活动不足的比例显著增加。

WHO 指出，缺乏身体活动已成为全球范围内死亡的第四位主要危险因素，仅次于高血压、烟草使用和高血糖。缺乏身体活动是心脑血管疾病、癌症和糖尿病等非传染性疾病的主要危险因素之一。与身体活动充分者相比，身体活动不足者的死亡风险会增加 20%～30%。研究表明，每天静态生活时间超过 4 小时，肥胖、高血压、糖尿病的患病风险分别为每天静态生活小于 1 小时的 1.9、1.2、1.5 倍。

（二）干预策略

1. 政府倡导和制度保障　国家先后制定和发布了《全民健身计划（2021—2025 年）》《健康中国"2030"规划纲要》，促使人们积极参加体育锻炼，提高健康水平。此外，应充分利用各种宣传途径如媒体、宣传栏等，编制宣传手册和指南，广泛宣传积极活跃的生活方式。

2. 环境支持　在城市、社区的建设规划中，应充分考虑到有利于增加日常身体活动的设施，如留有安全通道的自行车道、步行道、免费的运动设施，为久坐人群提供运动的便利条件。此外，应考虑到给员工留出运动的时间；企业、院校可以开展工作操等。

3. 健康信息服务　给缺乏身体活动的人群制订适合自己的身体活动计划和体育锻炼计划，也可以提供记录身体活动的软件，帮助个体和群体增加身体活动。

【课堂讨论】针对部分大学生身体活动不足的现状，思考如何针对这一现状制订校园干预策略。

（三）干预步骤

1. 身体活动信息收集　专业人员可以通过问卷调查和运动传感器监测两种方法来监测人群的身体活动水平。根据调查目的和调查人群的不同，调查问卷的内容也不同。调查内容一般包括：运动频率、强度、类型和时间等。对于一般人群而言，目前世界范围内广泛应用的主要问卷是全球身体活动问卷（global physical activity questionnaire，GPAQ）（见附录三）和国际体力活动问卷（international physical activity questionnaire，IPAQ）。运动传感器（如各类运动手环）可用于帮助计算步行或跑步的运动量。

2. 身体活动风险评估　在开始增加体力活动前，应该根据个体的身体情况进行身体活动风险评估，具体包括运动前的常规检查、健康筛查与评估，必要时要进行运动测试。常规检查主要包括病史、血压、脉搏、关节等一般检查，以及根据具体情况需做的其他检查，目的是降低不适当的身体活动引起的运动性疾病或者意外伤害。运动前的健康筛查与评估，可以帮助确定是否需要进一步测试或医学监督，目前应用最多的是体力活动准备问卷（PAR-Q）和由美国运动医学会健康/体适能机构修正的运动前筛查问卷（见附录四、附录五）。

3. 制订干预方案　在个体风险评估结果的基础上，依据个体的健康水平、习惯和工作性质等制订干预方案。

（1）确定干预目标　干预目标是增加身体活动，控制体重，改善健康状况，并根据个体健康状况设计具体目标。遵循动则有益、多动更好、适度量力、贵在坚持的原则，选择适宜的身体活动。

（2）制订具体计划　《中国人群身体活动指南（2021）》提出：减少静态行为，每天保持身体活跃状态；身体活动达到推荐量；安全地进行身体活动。对 18～64 岁成年人的推荐建议是：①每周进行 150～300 分钟中等强度或 75～150 分钟高强度有氧活动，或者等量的中等强度和高强度有氧活动组合；②每周至少进行 2 天肌肉力量练习；③保持日常身体活动，并增加活动量。身体活动包括日常生活中消耗较多体力的活动和体育锻炼活动，活动的时间、内容、强度和频率因人而异。注意防止运动伤害，一般根据运动时的心率来控制运动强度。中等强度的运动心率一般应达到（150-年龄）次/分钟；除了体质较好者，运动心率不宜超过（170-年龄）次/分钟。年龄大于 40 岁，运动心率应控制在 110～130 次/分钟之间。对于老年人，应根据自己的体质和运动中的感觉来确定强度。

（3）环境支持　环境支持可以提高身体活动的氛围，如在社区设置身体活动的宣传橱窗、增加身体活动的集体活动，开展各种身体活动比赛等。

4. 随访　在每次随访中应对个体和群体进行肯定和激励，使其形成良好的身体活动习惯，因为良好的身体活动习惯与吸烟、饮酒其他不健康行为不同，一旦形成，就会坚持下去。

四、不健康饮食行为干预技术

饮食行为是健康相关行为的一部分，是指受有关食物和健康观念支配的人们的摄食活动，包括食物的选择与购买，进食的种类与数量，进食环境与进食方式等。不健康的饮食行为与许多慢性疾病的发病密切相关。

（一）流行现状与危害

2003 年 WHO 和联合国粮食及农业组织联合发布的《膳食、营养和慢性疾病预防》指出：同一种膳食成分可以影响不同的慢性病，同一种慢性病又受多种膳食成分的影响。高能量密度食物、高脂肪、高盐、低水果蔬菜、低膳食纤维的膳食是肥胖、心血管疾病、2 型糖尿病等慢性病的重要危险因素。《中国居民营养与慢性病状况报告（2020 年）》显示，我国营养改善和慢性病防控工作取得了积极进展和明显成效，居民体格发育与营养不足问题持续改善，城乡差异逐步缩小；居民健康意识逐步增强，部分慢性病行为危险因素流行水平呈现下降趋势；家庭减盐取得成效，人均每日烹调用盐 9.3 克，与 2015 年相比下降了 1.2 克。但仍存在很多不合理之处：膳食脂肪供能比持续上升，农村首次突破 30% 推荐上限；家庭人均每日烹调用盐和用油量仍远高于推荐值，同时，居民在外就餐比例不断上升；儿童青少年经常饮用含糖饮料问题已经凸显；居民超重肥胖问题不断凸显，有超过一半的成年居民超重或肥胖，6～17 岁、6 岁以下儿童青少年超重肥胖率分别达到 19% 和 10.4%；慢性病患病率/发病率仍呈上升趋势，高血压、糖尿病、高胆固醇血症、慢性阻塞性肺疾病患病率和癌症发病率与 2015 年相比有所上升。

（二）影响因素

饮食行为受社会环境、个人心理和生理以及食物本身特征等因素的影响。我国自古以来都有着民以食为天的风俗，尤其节假日，往往会摄入过多高盐高脂食物。家庭的烹饪习惯、个人对饮食的态度、工作环境也会影响饮食行为。

（三）干预策略

健康的饮食行为取决于对营养和健康的正确认识，营养教育是提高健康认识、培养健康饮食行为的有效手段。

1. 政策支持　《"健康中国 2030"规划纲要》将合理膳食和重大慢病防治纳入健康中

国行动,进一步聚焦当前国民面临的主要营养和慢性病问题,从政府、社会、个人(家庭)3个层面协同推进,通过普及健康知识、参与健康行动、提供健康服务等措施,积极有效应对当前挑战,推进实现全民健康。

2. 健康信息和技术服务 2022年4月26日,中国营养学会发布《中国居民膳食指南(2022)》,该指南由2岁以上大众膳食指南、特定人群膳食指南、平衡膳食实践指导三部分组成,还修订完成《中国居民膳食指南(2022)》科普版、中国居民膳食宝塔(2022)、中国居民平衡膳食餐盘(2022)和儿童平衡膳食算盘(2022)等可视化图形,指导大众在日常生活中进行具体实践。《中国居民膳食指南(2022)》提出了平衡膳食八准则:食物多样,合理搭配;吃动平衡,健康体重;多吃蔬果、奶类、全谷、大豆;适量吃鱼、禽、蛋、瘦肉;少盐少油,控糖限酒;规律进餐,足量饮水;会烹会选,会看标签;公筷分餐,杜绝浪费。

【课堂讨论】针对部分大学生不健康饮食的现状,思考如何针对这一现状制订校园干预策略。

(四)干预步骤

1. 饮食信息收集

(1)膳食调查 膳食调查方法包括称重法、记账法、化学分析法、24小时膳食回顾法、食物频率法等方法。此外,还需要用统一的量具。个体通过膳食调查结果可以分别从食物和营养素两个方面进行评估。食物方面包括平均每日食物摄入量、食物种类,并与膳食推荐宝塔进行比较;营养素方面包括平均每人每日营养素摄入量,并与膳食营养素参考摄入量(DRI)进行比较。群体通过膳食调查结果可以评估人群中摄入不足或摄入过多的流行情况,以及亚人群摄入量的差别。

(2)膳食行为调查 膳食行为调查包括个体或群体饮食的时间、地点、购买蔬菜水果的时间、饮食观念、摄入食物的影响因素等,为干预提供依据。

(3)营养情况 通过体格检查和实验室检查对个体和群体进行整体的营养状况评估,作为膳食调查结果的补充。

2. 制订干预方案

(1)确定干预目标 目标包括膳食行为目标和其他身体目标。如在一定时间内的食物或营养素的摄入量、不同地点就餐次数、体质指数、体检指标(如血糖)等。

(2)制订具体计划 根据评估结果存在的膳食问题,提出某种食物的摄入量的建议、制订针对性的食谱、配发可以量化的餐具等针对性的方案。如干预对象为团体,可以通过设计团体营养餐的方式进行干预。在干预时,要考虑到个体特有的饮食口味和习惯,提高依从性。此外,通过营造适宜的就餐环境、进行健康饮食宣传和为家庭成员、烹饪者提供培训等方式提供环境支持。

3. 随访和干预评估 在不健康饮食行为干预过程中,要给予鼓励、监督,定期进行膳食评估,以保证干预效果。如果未达到干预效果,要对干预方案进行加强。

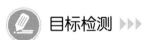 学习小结 ▶▶▶

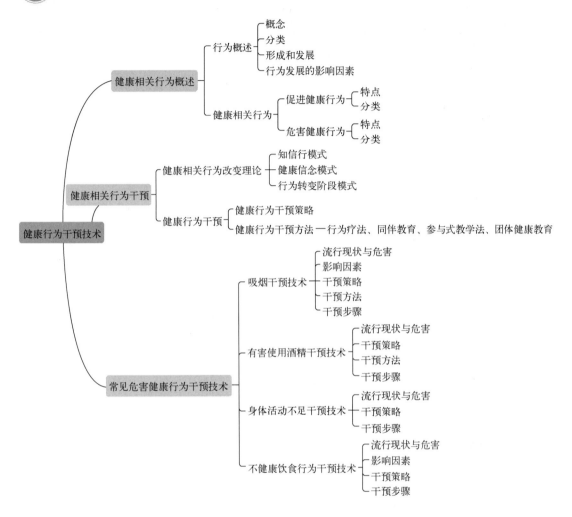

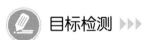 目标检测 ▶▶▶

一、单选题

1. 人们开始通过对自己、他人、环境、社会进行综合认识，调整自己的行为发展，属于行为发展阶段的（　　）。

　　A. 被动发展阶段　　　　　　　　　B. 主动发展阶段

　　C. 自主发展阶段　　　　　　　　　D. 巩固发展阶段

2. 关于阶段转变理论中转变阶段正确的程序是（　　）。

　　A. 无意向期→意向期→行动期→准备期→维持期

　　B. 无意向期→意向期→准备期→行动期→维持期

　　C. 无意向期→准备期→意向期→行动期→维持期

D. 意向期→无意向期→准备期→行动期→维持期

3. 黄女士，35 岁，在行政机关工作，近来因胃部不舒服就诊，医生与其沟通，发现其行为表现常常为情绪压抑，表面处处依顺、自我克制、谦和善忍、回避矛盾，内心却爱生闷气，强压怒火。该类行为被认为是（　　　）。

    A. 避害行为模式　　　　　　　　B. 预警行为模式

    C. 保健行为模式　　　　　　　　D. A 型行为模式

    E. C 型行为模式

4. 健康相关行为是指（　　　）。

    A. 与疾病相关的行为　　　　　　B. 与健康有关的行为

    C. 与健康和疾病有关的行为　　　D. 促进健康的行为

5. "知信行"模式是有关行为改变较成熟的模式，其间的关系是（　　　）。

    A. 知是基础、信是动力、行是目标

    B. 知是动力、信是基础、行是目标

    C. 知是目标、信是动力、行是基础

    D. 知是基础、信是目标、行是动力

6. 下列哪项不是构成行为的基本要素（　　　）。

    A. 行为主体　　　B. 行为客体　　　C. 行为环境　　　　D. 行为条件

7. 讳疾忌医属于（　　　）。

    A. 不良生活方式　　　　　　　　B. A 型行为模式

    C. 致病行为模式　　　　　　　　D. 不良疾病行为

8. 从健康传播效果的层次看，以下表述属于健康信念认同的是（　　　）。

    A. 相信低钠盐有利于健康　　　　B. 经常参加健身活动

    C. 能指出酗酒对健康的危害　　　D. 反对家人在旁边吸烟

9. 人的行为改变处于行动阶段时的干预措施是（　　　）。

    A. 提高认知，激发动机　　　　　B. 提供信息，提高认识

    C. 提供方法，鼓励尝试，环境支持　D. 继续支持，不断强化，预防复发

10. 行为转变阶段模式中准备阶段的特点是（　　　）。

    A. 在此阶段没有打算改变自己的行为

    B. 人们会权衡改变行为的好处和代价

    C. 会选择参加一些健康教育课程

    D. 行为改变益处和付出之间的权衡处于一种矛盾的心态

11. 美国心理学家 Woodworth 最早提出的行为模式为（　　　）。

    A. S 刺激-O 有机体-R 反应　　　B. O 有机体-S 刺激-R 反应

    C. R 反应-S 刺激-O 有机体　　　D. S 刺激-R 反应-O 有机体

12. 危害健康的行为通常可分为四类（　　　）。

    A. 不良生活方式与习惯、不良心理行为模式、不良的疾病行为、预警行为

    B. 预警行为、不良心理行为模式、不良的疾病行为、危害健康行为

    C. 不良生活方式与习惯、不良心理行为模式、不良的疾病行为、危害健康行为

D. 不良生活方式与习惯、预警行为、不良的疾病行为、危害健康行为

二、多选题

1. 下列不属于人类行为的发展特点的是（　　　）。
   A. 连续性　　　　B. 阶段性　　　　C. 目的性　　　　D. 均衡性
   E. 独特性

2. 关于知信行模式描述正确的是（　　　）。
   A. 健康保健知识和信息基础　　　　B. 信念和态度则是行为改变的动力
   C. 自我效能是动力　　　　　　　　D. 行为改变是目标
   E. 信念是在态度转变之后形成的

3. 健康教育干预策略有哪些（　　　）。
   A. 政策支持　　　B. 环境支持　　　　C. 健康信息服务　　　D. 技术服务
   E. 经济支持

4. 健康教育干预的方法包括（　　　）。
   A. 行为疗法　　　　　　　　　B. 参与式教学
   C. 行为改变理论指导下的干预　　　D. 群体健康教育
   E. 药物治疗

三、判断题

（　　　）1. 某人多次体检血压正常，但总是怀疑自己有高血压，这是一种预警行为。

（　　　）2. 在行为改变中，恐惧使人感到事态的严重性，可以促进态度的改变，所以可以多多使用。

（　　　）3. 个体的行为改变遵循着一定的规律，因此，"知信行"理论完全可以解释人们健康行为的改变。

（　　　）4. 自我效能与健康状态或很多健康相关行为都有密切的关系，高自我效能的个体健康危险行为改变成功的可能性更大。

（张玮　郑宇）

第三章
健康传播与健康传播材料制作

 学习目标 ▶▶▶

知识目标：

1. 掌握常见的健康传播方法和选择；健康传播材料制作的流程。

2. 熟悉健康传播的概念、分类、影响因素及对策；健康传播材料的分类和制作原则。

3. 了解健康传播的模式、现代健康传播的发展。

技能目标：

能够根据具体需求制作常用的健康传播材料。

素质目标：

1. 树立尊重科学、关爱健康的理念。

2. 树立在健康传播过程中，尊重和维护著作权的意识。

案例导入 ▶▶▶

某一线城市的养老机构，条件舒适，环境良好，服务高端，收费较高。80%的老年人都为高干退休，文化程度较高，60%的老年人可以生活自理。超过一半的老年人都患有心脑血管疾病。

根据上述内容：

1. 试分析适合该养老机构的健康传播方法有哪些。

2. 请根据该养老机构的情况，制作心脑血管疾病防治的健康传播材料。

第一节　健康传播概述

随着社会进步和现代信息技术的发展，健康传播逐渐兴起。作为健康教育与健康促进的基本策略和重要手段，健康传播是健康教育方法学研究的重要内容。因此，学习和运用健康传播相关理论、方法、技巧是健康教育工作者的一项重要技能。

健康传播概述

一、健康传播的相关概念

1. 传播的概念　20 世纪 40 年代后期，随着大众传播活动和新闻信息技术的发展，跨学科研究的产物"传播学"应运而生，其主要的研究内容是人类社会信息的传递与交流。目前较通用的传播的定义是：社会信息的传递或社会信息系统的运行。传播的内容是信息，传播的根本目的是传递信息，是人与人之间、集体与集体之间以及个人与集体之间，通过有意义的符号进行信息传递、信息接收或信息反馈活动的总称。

2. 健康传播的概念　健康传播（health communication）是传播学的分支，兴起于 20 世纪 70 年代的美国，是健康教育和健康促进的重要手段和策略，具有重大的社会价值。健康传播是一种社会性传递信息的行为，是以人人健康为出发点，以媒介为渠道，为维护和促进人类健康的目的而制作、传递、分散、交流、分享健康信息的过程。

二、健康传播的模式

传播学界通常采用简化而具体的图解模式对复杂的传播现象进行描述，以解释传播的本质。美国著名社会学家、政治学家、传播学的奠基人之一哈罗德·拉斯韦尔（H. D.Lasswell），于 1948 年在学界首次提出了构成传播过程的五种基本要素，被后人称为"5W 模式"或"拉斯韦尔模式"，是目前最基本的传播模式。要求回答以下 5 个问题：①谁（who）；②说了什么（say what）；③通过什么渠道（through which channel）；④对谁说（to whom）；⑤有什么效果（with what effect）。该模式的提出为传播学的研究奠定了理论基础，并在此基础上形成了传播学研究的五大领域，即控制研究、内容研究、媒介研究、受众研究、效果研究（图 3-1）。

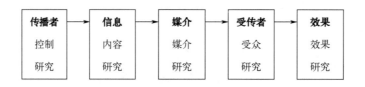

图 3-1　传播学研究五大领域

1. 传播者（communicator）　也叫传者，指传播信息的发起者，可以是个人、群体、组织或机构。电视台、报社、广播电台、出版社以及各级宣传部门和教育机构等，都属于传者范畴。传者是相对于受传者而存在的，两者互相依存又可相互转换角色。健康教育工作者都属于传者，职业身份可以是专家、教师、医生等。

2. 信息（information）　指传者所传递的内容，是用一定符号表达出来的信息，包含表达对人与事物的判断、观点、态度以及情感等。

3. 媒介（media）　指信息传递的方式和渠道。在人类社会传播活动中，传播途径是多种多样的，通常可以分为口头传播、文字传播、图像影音传播、电子媒介传播、综合传播等途径。

4. 受传者（audience）　也叫受者或传播对象，指信息通过各种途径到达并被接收的个人、群体或组织，大量的受者称为受众。受者一般被视为信息传播中的被动者，但其有对信息选择的主动意向，也可以各种方式向传者发出反馈信息。

5. 效果（effect）　是指受传者接收信息后，在情感、思想、态度和行为等方面发生的反应。判断传播活动是否成功、效果如何，主要体现在受者知识、信念和行为的改变上。根据改变的程度，传播效果可划分为四个层次：知晓健康信息、健康信念认同、态度向有利于健康转变、采纳健康的行为和生活方式。

三、现代健康传播的发展

健康传播是伴随人类生存与发展必然存在的行为。从时间上追溯，中国数千年前便有了中医药的知识信息传播，产生了传统医学四大经典《黄帝内经》《难经》《伤寒杂病论》《神农本草经》，后续医者著书立说，流传着丰富的中医经典典籍。世界范围内第一本健康传播学界的期刊《健康传播》（*Health Communication*）于 1989 年创刊，第二本期刊《健康传播杂志》（*Journal of Health Communication*）于 1996 年出版，随后各类期刊纷纷涌现，健康传播的受关注度越来越高。随着近几十年现代信息技术的突破性发展，我国的健康传播呈现出新的发展特点。

1. 健康传播内容的更新　健康传播始终服务于人民健康，因此大众健康的共性问题往往就是健康传播的重点领域和方向。新中国成立以来，我国居民的疾病谱产生了变化，从 20 世纪的传染病居多演变成如今的慢性非传染性疾病流行，因此健康传播的内容也变成了预防和控制慢性非传染性疾病。另外，传染病的间歇性流行，使得传染性非典型肺炎、新型冠状病毒相关肺炎等传染病的防控知识成为当时的主流。

2. 健康传播媒介的更新　随着现代信息技术的发展，新媒体成为目前国内最流行、最受欢迎的媒介，尤其是手机端的热门应用都成了健康传播的阵地，包括短视频平台、公众号、视频号等。健康传播的呈现形式也变成了以图片、视频类型为主流，大大降低了阅读门槛，扩大了健康传播的影响范围。

3. 健康传播主体的更新　传统传播模式中，传播主体往往是政府和企事业单位。而在新媒体时代，人人都可以是传播者，人人都是生产者。在发达的互联网技术的帮助下，个人可以轻松建立个人网站和账号，传播健康相关知识和信息。但由于海量个体素质的良莠不齐，同时也会产生健康传播信息的质量问题，继而引发相应的社会问题，比如谣言传播、公众恐慌等。

四、健康传播的分类

按照传播活动的不同规模，可将健康传播分为 5 种不同类型，分别是自我传播、人际传播、大众传播、群体传播和组织传播。

1. 自我传播　自我传播也叫人内传播、内向传播，指个人接收外界信息后，在大脑内部进行信息加工处理的活动，包括独立思考、默默背诵、自言自语、批评与自我批评等。自我传播是人类进行信息内化的最基本且必要的传播活动，也是其他几种传播类型得以进行的生物学前提。

2. 人际传播　人际传播也叫人际交流、亲身传播，是指人与人之间进行的直接的信息交流活动。人际传播通常以面对面形式完成，但打电话、网络聊天、发短信等形式也属于人际传播。人际传播可通过语言和非语言（动作、手势、表情、信号等）等形式完成。

人际传播

人际传播有 5 个特点。①直接性：不需要专门的传播机构和人员，交流双方可直接开展信息传递。②双向性：信息交流双方可互为传播者和受传者。③交流充分、信息反馈及时。④覆盖面窄：与大众传播相比，信息传播速度较慢、覆盖范围较小。⑤信息容易走样，尤其是在多层级的人际传播活动中。

人际传播可以分为三种不同规模：个人之间、个人与群体之间、群体与群体之间。个人之间的健康传播形式有咨询、个别访谈、劝服和指导等，个人与群体之间的健康传播形式有授课、讲演、报告、培训、讲座等。

3. 大众传播　大众传播是指职业性的信息传播机构和人员通过广播、电视、电影、报纸、期刊、书籍、网络等大众媒介和特定传播技术手段，向范围广泛、为数众多的社会人群传递信息的过程。

大众传播

大众传播有 4 个特点。①间接性：大众传播须通过职业性的传播机构和媒介传播信息，传播者与受传者之间的关系是间接性的。②信息传播方向多为单向，信息反馈速度较慢。③覆盖面广：与人际传播相比，信息传播速度快、范围广。④舆论导向责任重大：因大众传播面向整个社会，信息内容一旦出现纰漏，容易产生严重后果。

4. 群体传播　群体传播，又称小组传播，是群体成员之间发生的信息传播行为。群体是指有特定的共同目标和共同归属感、存在着互动关系的若干个人的集合体。每个人都生活在一个或多个群体中，群体是个人和社会相连接的桥梁和纽带。群体传播形式不限，可面对面进行，也可通过网络论坛、网络小组、现代通信群组等方式进行。

群体传播有 4 个特点。①双向性的直接传播：因信息在群体成员中传播，往往较为直接，且传者和受传者可互相转换，反馈及时。②群体传播和群体意识相互作用：群体传播在群体意识的形成中起重要的促进作用，而群体意识在群体传播过程中会对群体成员的观念、态度和行为产生制约作用。③产生从众行为：在群体交流中形成的群体倾向，能改变群体中个别人的不同意见。④群体中的"意见领袖"具有引导作用："意见领袖"因其强大的影响力，更容易促成群体意识的形成，对群体成员的认知和行为改变具有很强的引导作用。

5. 组织传播　组织传播又称团体传播，是指以组织为主体进行的信息传播活动。组织是人类社会协作的群体形态之一，是一个结构严密、有明确的目标和制度、有严格分工和统一指挥的管理体系的社会结合体。

组织传播包括组织内传播和组织外传播。我国承担健康教育与健康促进工作的组织机构包括各级疾病预防控制中心、中国健康教育中心（所）、中国健康促进与教育协会等。在健康教育与健康促进工作中，组织内传播指组织成员之间、组织内部机构之间和组织之间的信息交流和沟通，比如各级疾病预防控制中心的组织内传播和组织间传播，疾病预防控制中心与健康教育中心的组织传播等。组织外传播指组织与其他体系组织的传播活动。比如疾病预防控制中心和政府、医疗机构、公众、大众传媒之间的传播工作。组织传播既是保障组织内部正常运行的信息纽带，也是组织作为一个整体与外部环境保持互动的信息桥梁。常见的组织传播类型有公关宣传、公益广告、健康教育标识宣传等。

组织传播有 3 个特点：①沿着组织结构进行，包括上行传播、下行传播和平行传播。②内容都与组织有关系。③反馈具有强制性，受传者一般必须对传者做出反馈。

五、健康传播的影响因素及对策

1. 传者因素　传者是健康传播的主体，虽然人人都可以传播，但要成为有质量保证的健康传播者，需要达到一定的条件。健康传播者首先需要具备为国为民的站位高度，还需要掌握健康相关的知识和技能、健康传播和教育技巧，以及不断学习新知识、新事物、新方法的能力。健康传播者的综合能力直接影响健康传播的效果。

第一，做好健康信息的把关人。把关人（gatekeeper）由美国心理学家库尔特·卢因（Kurt Lewin）于 1947 年提出，指在采集、制作信息过程中，对各个环节乃至决策产生影响的人。因此，健康传播者应该持续进步，不断学习新的知识和技能，提高自身业务能力；注重产出，制作科学严谨、通俗易懂的健康传播材料；发扬传承，培养更多健康传播者的接班人；加强媒介管理，建立监督和评价机制，确保将正确、科学的健康信息传递给大众。

第二，树立良好形象。健康传播者需要面对外界开展工作，因此良好的形象十分重要。健康传播者需要首先注意外部形象。个人传者应注意穿着打扮、言谈举止，同时需自身健康，才能起到良好的示范效果。而其他类型传者，比如电视台、出版社等，需要注意对外展示渠道（门户网站、官方媒体等）的形象，包括美观程度、展示风格等。其次，要注意从专业知识水平、态度以及信息的准确性、可信度等方面努力提高自身信誉和威望。

第三，加强传播双方共通的意义空间。传播双方共通的意义空间又称共通经验范围，是指交流双方大体接近的生活经验和文化背景，以及对传播中所使用语言、文字等符号含义的共通的理解。传播双方的共通意义空间越大，传播效果越好，因此传播者要努力寻找与受传者的"共同语言"。在进行健康传播前，要了解受传者的价值观、知识水平、文化程度和接受能力；在准备材料和现场实施时，要注意语言、文字等既准确通用，又能照顾对方的文化背景和行为习惯；要注意获得受传者的好感，拉近与受传者的心理距离。

2. 信息因素 健康传播的主要工作，就是将健康相关信息传递给受传者，从而影响他们的观念、认知和行为。健康信息连接整个传播过程，是取得良好传播效果的重要环节。

第一，提高信息的科学性和指导性。全面完整的健康信息包括健康相关知识、理念和行为，能全方位而循序渐进地指导受传者。信息内容应该按照逻辑顺序，比如按照"是什么""为什么""怎么做"的顺序。因此，要提高信息的科学性和指导性，要保证信息内容统一，行为目标明确，实现方法具体、简便、易行、可行。

第二，紧跟热点，提高信息针对性。信息是作用于一定目标人群的，因此要充分了解目标人群的需求以及现状，制作针对性强的健康传播材料并开展健康传播工作。比如，针对育龄群体，可选择生殖保健、孕产期保健、儿童保健等话题。同时，还要注意结合时事热点、流行病学现状、重大卫生宣传日等选择合适话题。比如，选择世界无烟日、世界爱眼日、甲型流感病毒高发季节、热门影视剧出现的禁毒相关题材等时机开展相应工作。

第三，反复强化，增强记忆。研究表明，简短、反复出现的健康信息可使受传者加强记忆。健康传播者可在工作中使用朗朗上口的口号或其他形式的信息，在传播过程中，尽可能频繁地重复相关概念，强化公众对健康信息的记忆。比如"每个人是自己健康的第一责任人"就让人印象深刻。

3. 媒介因素 传播媒介各有所长，也各有所短。在健康传播活动中，要充分利用媒介资源，注意媒介渠道的选择与综合运用。通常使用两种或两种以上的传播媒介，形成优势互补，保证传播目标的实现，可起到减少投入、扩大产出的效益。

在健康教育与健康促进活动中，常采用的综合手段是：①以大众传播为主，辅以对重点目标人群的人际传播和群体传播；②以人际传播或群体传播为主，辅以健康教育材料，用幻灯片、画册、录像片、挂图等作辅助；③人际、群体、组织、大众传播等多种传播形式并用，开展综合性的健康教育与健康促进活动。

4. 受者因素 健康教育的受传者是社会人群，个人差异明显，群体特征突出，健康信息需求多样。健康信息只有被受传者理解和接受，传播者和受传者之间才能建立共同的认知，完成整个健康传播过程。根据受传者的特点和需求制订健康传播策略，是提高健康传播效果的重要途径。

受传者的属性通常包含以下几个方面：①性别、年龄、文化程度、职业等人口统计学因素；②人际传播网络；③群体归属关系和群体规范；④人格、性格特点；⑤个人过去的经验和经历等。所有这些属性都决定着人们对传播媒介或信息的兴趣、感情、态度和使用，对健康传播效果带来影响。

受传者的心理特点包括以下三点。①"5求"心理。"5求"心理即求真（真实可信）、求新（新鲜、新奇、吸引人）、求短（短小精悍、简单明了）、求近（与受传者在知识、生活经验、环境空间及需求欲望方面接近）、求情厌教（要求与传播者情感交流，讨厌过多居高临下的说教）。②受传者接受新信息的心理行为发展过程。受传者在接受一种新信息或采纳一种新行为时，要经历一个心理行为发展过程，这一过程可大致分为知晓、决策、采纳、巩固几个阶段。它对制订健康传播策略的指导意义是：如果根据受众的心理行为发展阶段制订干预项目，决定信息内容，选择传播渠道，可以取得更佳效果。③受传者的需求和使用。人们不仅选择性地接受信息，还会主动地寻求和使用信息。人们寻求信息的一般动机主要是为了消遣、填充时间、社会交往、咨询解疑等。具体到健康传播领域，人们的健康状况和对健康问题的关注会直接影响其对健康信息的需求、选择和迫切程度。主要表现为处于特定生理阶段，产生特定信息需求，如青少年对青春期知识的渴求，老年人对老年保健知识的关注；当自己或家人处于患病阶段，产生强烈的健康信息需求，常常表现为寻医问药，这正是为其提供健康信息，引导从医行为的最佳时机；还有潜在健康需求，每个人都有接受健康信息的客观需求，但往往缺乏主观意识，这就要求从业者运用强有力的健康传播手段，根据健康或疾病相关的自然进程，提前一步发布信息，激发公众的健康需求，实现疾病预防和健康促进。比如在流感高发季节前，就向公众发布相关防控知识，能达到更好的疾病防控效果。

5. 环境因素　在健康传播活动中，还有一个不可忽视的重要因素，那就是传播活动赖以发生的自然环境和社会环境。

（1）自然环境　包括时间、天气、地点、距离、光线、声音、现场布置等，都会对健康传播活动产生影响。比如在室外举行健康传播活动，应提前查看天气预报，避免下雨、下雪、高温等天气；在室内举行健康传播活动，则要注意现场采光、座位摆放、宣传布置、美工布置等方面。

（2）社会环境　包括宏观社会环境和微观社会环境。前者如社会经济水平、文化习俗、社会规范、政府政策与法规、社区支持力度；后者指对受传者有重要影响的周围人的态度和行为等。对宏观社会环境，应运用健康促进原则，通过制定规章制度、加强组织领导、实施经济奖惩等行政管理手段，创造有利于健康传播的社会大环境。对微观社会环境，应综合运用健康促进方法和健康传播方法，对目标人群的周围人加强行政管理手段和培训教育。比如戒烟行动，可举办针对吸烟人士家庭的讲座，开展"戒烟明星家庭"评比活动等。

【课堂讨论】根据健康传播的影响因素，思考针对社区老年人开展健康传播活动的方法。

六、健康传播方法

（一）常见的健康传播方法

健康传播的实现途径一般包括四种方法：语言传播、文字传播、形象教育传播、新媒体技术传播。在开展健康教育与健康促进活动时，要注意根据活动的目标、活动对象的特点以及物资和人员配备等实际情况，灵活选取传播方法，以达到最佳的传播和教育效果。

1. 语言传播　是日常生活中最常见的健康传播方法之一，又称口头传播，包括健康咨询、个别劝导（说服和引导）、同伴教育和专题讲座等。

（1）健康咨询　健康咨询是指咨询工作者（如健康教育人员）运用医学健康相关学科的专业知识，通过健康咨询的技术与方法，帮助求助者避免或消

语言传播

除心理、生理、行为及社会各种非健康因素的影响，做出健康行为决策，以促进身心健康的过程。健康咨询多以面对面的个别谈话为基本形式，以来访者为主体进行健康传播。健

康咨询形式多种多样，可包括门诊健康咨询、入户健康咨询、电话健康咨询、活动健康咨询、网络健康咨询等。健康咨询具有随时随地、简便易行、针对性强、反馈及时等特点，效果最为显著。但是由于需要大量的人力和时间，所以传播效率较低。

（2）个别劝导　个别劝导是使用频率较高的人际传播形式，是行为干预的主要手段。在健康传播活动中，工作人员往往会针对目标对象的不良生活方式和行为向其传授健康知识和技能，以改变其健康信念和行为。

（3）同伴教育　同伴教育是一种小范围的以同伴关系为基础开展的人群交流的方法。组织者将一定数量的上述人群召集在一起，围绕共同关心的特定主题进行开放式讨论。同伴教育具有人数少、精力集中、针对性强、可及时掌握反馈信息等特点。这种方法经常用于了解和收集有关信息，传播健康知识，转变信念、态度和行为，评估健康教育活动的效果等。

（4）专题讲座　专题讲座在生活中十分常见，公众无需去医院等特定地点，在某个社区活动现场就可以听到专题讲座，或者通过线上直播方式听取讲座。专题讲座往往以当地居民的需求为出发点设计主题，是针对具有普遍意义的某个问题进行的群体健康教育活动。它具有针对性强、目的性强、专业性强、内容突出、影响广泛、有较强的感染力、效果明显等特点。

2. 文字传播　文字传播是通过文字进行信息传播的一种方法，属于视觉传播。不同于语言传播，文字传播可跨越时间和空间，大大提高了传播的广度和范围，且具有内容详尽系统，便于保存、复制、重组等优势。文字传播的主要形式有展板、手册等。

文字传播

针对个人的文字传播方法主要包括有传单、折页、小册子、书籍等不同形式，纸质材料是最早出现且应用最广泛的媒介之一，其特点主要表现为简单、便携、保存价值高、便于查阅等。

针对群体的文字传播方法主要包括宣传栏、海报、展板、横幅、标语等不同形式，选用目的是让尽可能多的人关注健康信息。

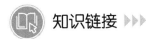
知识链接 ▶▶▶

针对老年人群健康教育海报设计的要求

针对老年人群设计健康教育海报，首先应注意选用易读、易识别的字体，如宋体、黑体等，避免选择过于花哨的字体，字体的大小应根据海报的尺寸和观看的距离来确定，字体的颜色应选择与背景色对比度适中、易于辨识的颜色；选择图片时，应尽量使用简洁、清晰的图片，避免选择过于艺术化的图片；布局应简洁、有序，避免过于复杂或混乱的布局设计；色彩搭配上应突出重点内容，对比鲜明，易于吸引注意力，色彩种类不超过3种；海报的内容一般涵盖健康知识、健康生活方式、常见老年疾病及其预防方法、家庭护理技巧和康复训练方法以及紧急情况（如突发疾病、意外伤害等）的应对处理等。

3. 形象教育传播　在健康传播活动中，常以图画、照片、标本、模型、示范演示等方式进行形象教育。

形象教育传播

音像影像类的形象教育目前比较流行。视觉和听觉的冲击往往能让人们产生更深的印象，因此在健康传播活动中，除了文字材料，音像影像的应用是必不可少的环节之一。通过直观、可视的形象和声音刺激，可以传递文字无法传达的信息，更容易为人们了解和接受。音像影像的内容可包括健康相关知识、技术和技能，形式包括动画图片、实拍图片、漫画、科普短片等。

标本、模型的应用也不可或缺，相较于音像影像的二维视觉效果，标本和模型具有三维视觉效果，可以通过实体的真实感向人们展示人体正常或病态的器官、组织的形状和结构。因其突出的可视性和可信度，在健康传播活动中能取得良好效果。

示范演示适合实操类知识和技能的展示和教育。在健康传播活动中，示范演示的方法可以把理论知识向人们进行直观展示，通过传者的讲解与示范，能将知识的理论与实际操作结合起来，直观有趣、生动活泼、作用迅速。这对传者的要求较高，需要具备良好的形象，扎实的专业知识和技能水平以及良好的人际传播技巧。

4. 新媒体技术传播　传统传播媒体指报纸、广播、电视等，而新媒体是指利用数字技术、网络技术等，通过互联网、宽带局域网、卫星等渠道，以及电脑、手机终端等进行大众传播和人际沟通的形态。目前在国内新媒体是最流行的技术方法之一，新媒体技术开展健康传播活动，具有传播速度快、覆盖率广等优点。新媒体技术包括互联网新媒体、手机应用新媒体、数字电视新媒体等类型，其中手机应用新媒体最为流行，因智能手机普及和移动应用技术快速发展，目前国内的抖音、微信、微博等 APP 积攒了亿级用户，也是互动率最高的信息传播平台。

（二）健康传播方法的选择

健康传播方法各有优缺点，适合场景和人群也有所不同，健康传播者需根据目标人群的实际情况和健康需求，结合已有资源，选择合适的健康传播方法开展活动，以取得最佳传播和教育效果。

健康传播方法的选择

1. 语言传播适用场景　健康咨询一般在医院、社区卫生服务中心、健康管理公司等场所发生。目标人群一般自行前来，健康传播者与之接触时一定会进行健康咨询活动。个别劝导发生场所同健康咨询，但是一般对固定目标人群较为适用。同伴教育和专题讲座可在社区、医院、学校等地点开展。由于需要直接与目标人群面对面接触，为保障传播效果，要求传者要熟练掌握人际传播技巧，包括谈话、倾听、提问、反馈等技巧。

2. 文字传播适用场景　传单、折页、小册子一般可摆放于医院、社区卫生服务中心、健康管理公司等合适位置，比如前台、候诊区等，供人们自行取阅。也可在各种健康类活动（义诊、健康讲座）现场发放。健康类书籍一般放置于各级图书馆或书店，供人自行借阅或购买阅读，也可在健康活动现场（专家专题讲座、健康游园活动等）作为奖品进行发放。

3. 音像影像传播适用场景　要求场地具有播放音像和影像的设备，比如录音机、DVD机、投影仪、电脑、音响、电视等。与影像类传播方法相比，音像类传播方法适用地点和场景更多，限制更少。影像类传播多适合在室内进行，室外条件下，只适合有大型电子屏幕的场所。

4. 新媒体技术传播适用场景　新媒体技术传播适用于网页端、手机端 APP 和数字电视等场景。以流行的手机 APP 举例，抖音、快手、小红书、微信视频号等适合传播短小精悍的视频信息内容，而微信公众号、微博、知乎等更适合传播图文并茂、篇幅稍长的健康信息。

第二节　健康传播材料制作

健康传播材料指健康教育与健康促进中所使用的健康信息载体，如传单、报刊、小册子、折页、标语、横幅、展板、音像影像等。在健康传播活动中，可优先选择已有的传播材料开展工作，以节约时间和资源。必要时，可自行制作传播材料。

健康教育与健康促进活动中，健康传播材料能帮助扩大健康信息的传播范围，增进传播效果，因此，制作高质量的传播材料是健康教育与健康促进的一项重要工作。通过学习健康传播材料制作的理论和实践，也能帮助提高健康传播者的评价能力，并通过评价技术的应用进一步提升健康传播材料的设计和制作水平。

健康信息开发及
传播材料制作

一、健康传播材料制作概述

（一）健康传播材料分类

1. 根据传播关系分类　分为人际传播材料、组织传播材料、大众传播材料等。

2. 根据信息载体分类　分为纸质材料、声像材料等。

3. 根据信息表现形式分类　分为文字图片类、声音类、影像类和新媒体类。

（二）健康传播材料制作原则

1. 科学性原则　由于涉及人体生命和健康，要求健康传播材料的内容必须科学严谨，实事求是。

2. 目标性原则　健康传播材料一定是为了特定目的设计和应用的，不可盲目追求大而全，应该有明确的目标，所有的文字组织、图像动画等资源的应用都应围绕目标展开。

3. 时效性原则　在季节性疾病流行前期和当期，或者特定目标人群有健康需求时（生病、孕产期、康复期等），或者健康相关知识有更新时，要注意时效性原则，及时制作发布相关健康传播材料，以免错过最佳时机。

4. 经济性原则　制作健康传播材料时，要根据资金情况合理选择可制作的材料类型。一般来说，传单、折页、墙报等成本较低，而小册子、书籍、电子类和新媒体类成本较高。

二、健康传播材料制作流程

（一）需求分析

健康传播材料是为目标受众制作且使用的，为达到更好的传播和教育效果，第一步应该分析目标受众的需求。一般从以下几个方面进行分析。

1.目标受众对信息的需求情况　人口学特征是影响信息需求的一大因素，了解目标受众的性别、年龄、婚姻、家庭、民族、文化、语言、学历、职业、健康情况、健康信念、经济情况、生活社区等十分重要。比如从年龄角度，年轻人更喜欢新媒体类传播材料，老年人喜欢广播、电视等传统传播媒介类材料，中年人对以上不同类型的材料都可以接受。从文化程度角度，文化程度高的受众能吸收信息量大、内容深刻、专业性强的传播材料，文化程度偏低的受众适合内容浅显易懂、图文声像并茂的传播材料。从风俗习惯角度，农村地区妇女偏向于面对面拉家常式的聊天，而不是听专业性强的健康讲座；学生群体喜欢参与性强、趣味性高的健康类活动。要根据目标受众的具体情况，选择最合适的健康传播材料。

2.目标受众的信息基础情况　在对目标受众进行分析时，需要了解他们已经接触了哪些与健康传播活动目标相关的健康信息，接触到了什么程度（了解、熟悉、掌握）。健康传播材料应该着重于补充重要且不为目标受众熟悉的知识和技能，避免内容大而全，没有重点。比如开展禁烟健康传播活动，了解到社区居民几乎都知道"吸烟有害健康"，但是并不清楚吸烟是具体如何危害人体健康的，那么工作人员需要补充这一方面的内容，比如吸烟对人体各器官系统的危害、引发的疾病风险、对母婴的危害等。让内容更具象化，而不是泛泛而谈，能起到更好的传播和教育效果。

（二）制订计划

在需求分析的基础上，需要制订材料制作的计划。计划应该包括材料的种类、数量、发放渠道、使用范围、使用方法、经费预算、时间安排、评价方法以及负责人员等内容。

【身临其境】如果你要为同学们制作一份有关保护视力的健康传播材料，请根据大学生的特点，进行需求分析，并根据需求制订一份具体的制作计划。

（三）健康信息收集与加工

1.健康信息收集的途径和方法　健康信息可通过图书馆的报刊、各官方网站和新媒体官方账号、咨询权威专家等收集。如果收集到的健康信息适合当地情况，可直接使用。推荐以下权威的网络信息来源（表3-1、表3-2）。

表 3-1　部分权威官方网址

网站名	网址
世界卫生组织	https://www.who.int/
中华人民共和国国家卫生健康委员会	http://www.nhc.gov.cn/
中国疾病预防控制中心	https://www.chinacdc.cn/
国家食品安全风险评估中心	https://www.cfsa.net.cn/
中国健康教育网	https://www.cche.org.cn/portal/index.htm
科普中国	https://www.kepuchina.cn/
中国营养学会	https://www.cnsoc.org/
健康报网	https://www.jkb.com.cn/
健康时报网	https://www.jksb.com.cn/

表 3-2　部分期刊文献查询网站

网站名	网址
柳叶刀	https://www.thelancet.com/
PubMed	https://pubmed.ncbi.nlm.nih.gov/
中国知网	https://www.cnki.net/
万方医学网	https://med.wanfangdata.com.cn/
百度学术	https://xueshu.baidu.com/

2. 健康信息加工的方法　健康相关信息涉及医学、营养学、运动学、心理学等多学科知识，具有专业性强的特点。健康传播活动的目标受众为普通民众，文化程度不一，如果收集到的健康信息并不适合当地情况，则需要进行信息加工，将专业高深的信息进行大众化改造。健康信息加工的要求如下。

第一，通俗易懂化。专业性强的健康信息往往比较晦涩难懂，需要进行转化，减少使用专业术语，做到让人们能当场明白其内涵，掌握操作要领。可使用生活化语言和中文的修辞法进行信息加工，灵活运用比喻、借代、排比、顺口溜、拟人、夸张等方法。比如，科普《中国居民膳食指南》时，讲解"盐摄入量小于 5 克，油 25～30 克"时，居民一般对"克"的概念很难把控，可以拿出合适尺寸的取盐勺和油壶现场展示，让居民有直观的概念。

第二，幽默风趣化。幽默风趣是一种表达的艺术，当枯燥的专业知识被转化成趣味横生的知识点时，能更容易被大众接受。因此，健康传播者需要在内容设计和表达形式上下功夫，让目标受众在轻松愉悦的情况下吸收健康相关信息。尤其在面对非老年群体时，多注重表达形式的新颖性和趣味性，能起到良好的传播效果。

 人文与健康 ▶▶▶

侵害著作权的法律责任

著作权也称版权，是指作者及其他权利人对文学、艺术和科学作品享有的人身权和财产权的总称。著作权的保护主要包括著作权的基本原则、著作权的主体保护、著作权保护的客体、著作权保护的内容、著作权保护的期限以及侵权的相关法律责任。

侵害著作权应承担的法律责任包括民事责任、行政责任和刑事责任。

民事责任包括①停止侵害；②消除影响，公开赔礼道歉；③赔偿损失。

行政责任包括①警告；②责令停止制作和发行侵权复制品；③没收非法所得；④没收侵权复制品及制作设备；⑤罚款。

刑事责任包括①侵犯著作权罪（刑法第 217 条），以营利为目的，有下列侵犯著作权或者与著作权有关的权利的情形之一，违法所得数额较大或者有其他严重情节的，处三年以下有期徒刑，并处或者单处罚金；违法所得数额巨大或者有其他特别严重情节的，处三年以上十年以下有期徒刑，并处罚金：A. 以盗窃、贿赂、欺诈、胁迫、电子侵入或者其他不正当手段获取权利人的商业秘密的；B.披露、使用或者允许他人使用以前项手段获取的权利人的商业秘密的；C.违反保密义务或者违反权利人有关保守商业秘密的要求，披露、使用或者允许他人使用其所掌握的商业秘密。②销售侵权复制品罪（刑法第218条），以营利为目的，销售明知是本法第二百一十七条规定的侵权复制品，违法所得数额巨大或者有其他严重情节的，处五年以下有期徒刑，并处或者单处罚金。③单位犯侵犯知识产权罪的，对单位判处罚金，并对直接负责的主管人员和其他直接责任人员，依照各条的规定处罚。④查获的侵权复制品、违法所得和属本单位或者本人所有的主要用于侵犯著作权犯罪的材料、工具、设备或者其他财产，一律予以没收。⑤犯上述规定之罪，造成被侵权人损失的，除追究刑事责任外，应根据情况依法判处赔偿损失。

根据上述资料，思考在制作健康传播材料时，如何避免侵权。

（四）形成初稿

初稿可以由健康信息传者自行制作完成，也可选择与设计专家合作完成。设计过程中要保证材料信息的科学性、可及性等方面，还要确保信息呈现的趣味性、美观程度等方面。形成初稿是一个很重要的步骤，虽然后面有预实验、修改设计的步骤，但如果初稿质量较差，后续很难有质的飞跃和提升，最终形成的健康传播材料也会质量偏低，难以达到良好的教育和传播效果。

（五）预实验、修改设计、确定终稿

1.预实验　预实验指将健康传播材料初稿投放给少部分的目标受众开展测试，系统收集反馈信息，了解材料与受众需求的契合程度、受众的接受度和满意度，以及预期效果完成度等的过程。

进行预实验前需要制订一个预实验计划，确定预实验的时间、地点、对象、工作人员、物资、内容等。制订好计划后，必须对预实验现场实施人员进行培训，统一思想和行动，以确保以同一标准完成预实验工作。

（1）预实验的方法　预实验一般使用定性研究方法，包括问卷调查、可读性测试、个人访谈、中心场所阻截式调查等。最好不要采取群体性的讨论和访谈方式，因为个体在群体中容易产生从众心理和行为，不利于每个对象表达自己的真实意见和观点。

（2）预实验的对象　预实验的对象可以按照年龄和文化程度进行分层。年龄一般分为老、中、青三个年龄段，文化程度一般分为小学及以下、中学、职业高中/高中、大专及以上四个受教育水平。每种特征一般找6~8人参加预实验。

（3）预实验的内容　预实验的核心内容是健康传播材料的内容和形式，通过以上预实验方法，在特定预实验对象中，征集他们对文字、图画、音像等材料的理解程度、喜好、建议及其他反馈意见，并且由工作人员根据反馈情况判断材料是否能达到预定的健康教育与健康促进目标，以及评价健康传播材料的经济效益情况等。

2.修改设计、确定终稿　从预实验中获得的各项结果需要进行汇总和整理，健康信息传者应该根据整理结果进行集体商讨，共同讨论修改意见，并形成修改稿。有必要且有条

件时，可进行第二轮预实验，否则，将修改稿上报负责部门审批，形成终稿。

（六）生产与发放

健康教育材料形成终稿后，应尽快安排生产，尽早投入使用。

1. 确定生产单位 如果制作的材料数量比较多，金额较高，应该以招标的方式选择质量过硬而且价格优惠的企业。招标文件应该预先准备好并通过文件形式发标，或者在网站上公布。招标应该是公开的、公正的，在预定的时间和地点，在各投标单位代表在场时开标。关于招标的具体流程和要求，应按照《中华人民共和国招标投标法》和《中华人民共和国政府采购法》的相关规定实施。如果所需的材料数量不多，则自行选取合适的企业进行生产制作即可。

2. 生产与包装 按照计划生产材料，并派专人跟进材料的生产进度。对于实物类材料，要求企业按照计划数打包材料，并选择合适的外包装，以适应运输途中的各种情况。对于虚拟类材料，一定要获取原始资源和最终成品。

3. 发放健康传播材料 落实健康传播材料的发放渠道，提前考虑潜在的问题，以尽可能减少损失。比如健康传播材料需要进行跨省市的长距离运输时，要考虑是应该通过铁路运输还是物流运输，是直接对接项目组点对点发放还是通过省市级单位层层中转下发等。

（七）健康传播材料的使用

健康传播材料制作完成并分发到目标活动区域后，不应该直接发给个体或展示给群体，而应该注意正确的使用技巧，方能保证健康传播的效果。在健康传播材料正式接触目标受众之前，应开展相应的培训，培训对象是直接接触目标受众的工作人员，培训内容应包括健康传播材料的传播目标、受众、分发方式、使用地点、人际沟通技巧等。如果没有条件开展事前培训，应该将使用说明随材料下发，让工作人员能迅速掌握工作重点。以下为不同类型材料的使用技巧。

1. 使用面向个体的材料 面向个体的健康传播材料包括健康教育处方、传单、折页、小册子等，主要的使用技巧有：①向目标受众强调学习和使用材料的重要性，引起对方的重视；②提炼材料的重点内容，引导目标受众加强学习和记忆；③帮助目标受众理解材料的一般内容；④讲解具体的实践操作，并现场指导，比如使用电子血压计测量血压等。

2. 使用面向群体的材料 在组织健康教育讲座、培训或小组讨论时，常常需要挂图、幻灯片、模型等辅助性材料，主要的使用技巧有：①材料摆放注意距离适中，让目标受众能看得清材料的内容；②尽量面朝目标受众，身体站在材料的一侧，避免挡住观众的视线；③讲解时音量适宜，吐字清晰；④提炼重点，配合演示，增强互动；⑤控制时间，一般以40分钟左右为宜。

3. 使用面向公众的材料 面向公众的材料主要包括宣传画、宣传栏、海报、墙报等，主要的使用技巧有：①地点合适，选择目标受众人流量大且又易于驻足的地方，比如候诊区、布告栏、电梯广告位、公共交通广告位等；②以人为本，以目标受众观看不必过于仰头为宜，材料的字体和图案大小合适，不必凑近观看；③定期更换，一般1~3个月更换一次。

（八）监测与评价

在传播材料使用过程中，应监测传播材料的发放和使用情况，及时记录，尤其注意记录发现的问题，以便日后工作改进，这也是完成材料评价工作的基础。

评价的主要内容包括：材料的内容质量、形式质量，材料的发放、使用情况，材料的传播效果等方面。要在评价结束后形成总结性评价报告，以便总结经验、发现不足，为今后工作的持续性改进打好坚实基础。

 学习小结 ▶▶▶

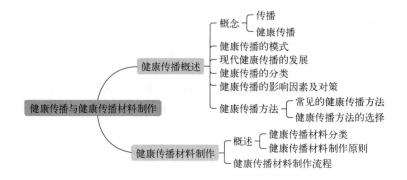

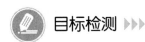 目标检测 ▶▶▶

一、单选题

1. 最流行的健康传播模式理论是（　　　）。

　　A. 拉斯韦尔五因素理论　　　　　　　　B. 罗素尔五因素理论

　　C. 肯尼迪五因素理论　　　　　　　　　D. 道格拉斯五因素理论

2. 以下是其他传播的生理学基础的选项是（　　　）。

　　A. 人际传播　　　B. 大众传播　　　C. 自我传播　　　D. 组织传播

3. 以下文字传播形式对读者的文化要求最高的是（　　　）。

　　A. 折页　　　　B. 宣传单　　　C. 宣传栏　　　D. 小册子

4. 以下不属于人际传播的形式的选项是（　　　）。

　　A. 高血压健康讲座　　　　　　　　　B. 血压计使用培训

　　C. 候车室播放降压科普视频　　　　　D. 高血压专题义诊咨询

5. 以下不适合作为健康信息资料的来源的是（　　　）。

　　A. 世卫组织官网　　　　　　　　　　B. 国家食品安全风险评估中心

　　C. 百度百科　　　　　　　　　　　　D. 健康报网

6. 开展健康讲座时，时间控制在多少分钟左右合适？（　　　）

　　A. 10 分钟　　　B. 20 分钟　　　C. 40 分钟　　　D. 60 分钟

二、多选题

1. 健康传播材料制作的需求分析应了解（　　　）。

   A. 目标受众的文化程度　　　　　B. 目标受众已接触哪些相关信息

   C. 目标受众的健康状况　　　　　D. 目标受众的经济条件

   E. 目标受众的年龄

2. 有关预实验的说法正确的是（　　　）。

   A. 进行预实验前需要制订一个预实验计划，再进行培训

   B. 预实验一般使用定量研究方法

   C. 预实验的对象按照年龄一般分为老、中、青三个年龄段

   D. 预实验的对象按照特征一般每种找 6～8 人参加预实验

   E. 预实验的核心实验内容是健康传播材料的内容和形式

三、判断题

（　　　）1. 大众传播的信息传播方向具有双向性特点。

（　　　）2. 健康传播材料的预实验一般使用定性研究方法。

（　　　）3. 确定健康传播材料生产制作单位时，如需招标，应按照《中华人民共和国招标投标法》和《中华人民共和国政府采购法》的相关规定实施。

（郭音彤）

第四章
健康教育与健康促进实用技能

 学习目标 ▶▶▶

知识目标：

1. 掌握专题小组讨论的设计、准备和实施；健康科普教育讲座的流程和技巧；个体化指导的技巧和实施。

2. 熟悉专题小组讨论的组成要素、应用和评价；个体化指导的策略。

3. 了解专题小组讨论的优缺点。

技能目标：

1. 学会根据需求，制作科普教育课件，开展科普教育讲座。

2. 能够根据服务对象的需求，为服务对象开展个体化指导。

素质目标：

1. 关注生命，关爱健康，培养以人为本的医者精神。

2. 尊重服务对象隐私，遵守保密原则。

某社区居民的心脑血管疾病患病率近年来呈明显上升趋势，60 岁及以上人群的高血压、中风发病率明显高于该地区的平均水平。根据对社区进行调研和资料收集，发现主要问题是该社区居民经济条件较高，居民多从事商业、工业和旅游业，行为和生活方式危险因素为体力活动少、高盐高脂饮食、饮酒吸烟者较多。71%居民未参加过相关健康讲座，心脑血管病危险因素知晓率不足一半。

根据上述内容：

1. 结合该社区的实际情况，制作高血压防治健康科普教育课件。

2. 为该社区制订高血压、中风等心脑血管疾病防治科普教育讲座方案。

第一节　专题小组讨论

专题小组讨论是一种较为常见的定性研究方法，用于需求评估、选择健康干预方法、传播材料预实验、项目过程评价和效果评价等，还可作为科学研究的手段之一，进行定性调查。该方法具有经济易行，能在相对短的时间内直接听取目标人群的意见，反馈及时等特点。

一、专题小组讨论概述

专题小组讨论（focus group discussion）又称专题小组访谈、焦点团体讨论等，是指从某一特定的目标人群中选择 6～12 名具有类似背景和经验的人组成一组，在主持人的引导下，就与研究目的有关的话题进行深入、自由、自愿讨论的一种定性研究方法。

（一）专题小组讨论的组成要素

专题小组讨论的组成要素主要包括主持人、小组成员、记录员、访谈提纲和访谈场所等。

1. 主持人　主持人是小组讨论的核心，起到引导小组讨论顺利进行的作用，要求主持人经验丰富，有较强的组织能力与人际沟通能力，善于启发和鼓励、观察和倾听、调动每个参与者的积极性，并能控制好时间。主持人通常不是该领域的专家，但对讨论的主题和当地的文化习俗要比较熟悉，最好能够具备与小组成员相似的背景特征，比如生活在同一个区域、相似的工作环境等。主持人可以通过专门的培训，掌握一定的主持技巧。

2. 小组成员　即参加小组讨论的成员，也称焦点团体。典型的专题小组讨论人数最好控制在 6～12 人之间。小组成员在年龄、性别、社会经济地位、生活背景等方面具有相似性。

3. 记录员　记录员可以写，也可以借助录音机或其他音像设备，帮助主持人记录讨论的内容。记录员可以起到辅助和观察的作用，给予主持人及时的提醒和必要的补充。一般情况下，记录员不参与提问和讨论。

4. 访谈提纲　访谈提纲主要内容应包括：讨论题目、讨论目的、讨论内容、语言组织、问题和对策等。访谈提纲是对专题小组将涉及的问题和将达到目标的综合性阐述，是主持人的讨论指南和备忘录。

5. 访谈场所　访谈场所要有适宜的温度、充足的光线，一般设置椅子、桌子以及记录设备等。

（二）专题小组讨论的优缺点

1. 优点

（1）样本量小，实施时间短，花费较少，但可获得丰富且深入的资料；同时，该方法在问卷设计和后续访谈上具有引导性，可以进一步研究由组员提出的意见。

（2）团体的互动，可以促进组员的相互交流，表达调查对象的观点态度，从而起到补充和纠正的作用，主持人有机会澄清一些容易被参与者误解的问题并在一定程度上抑制误报和隐瞒信息；同时，可以在相对比较短的时间内获得大量的信息。

（3）研究结果易于理解，比复杂的调查数据分析更能被人们接受。

2. 缺点

（1）讨论时很大程度上依赖于主持人的水平和技巧，主持人的主观性和能力大小将会直接决定工作的效果。

（2）在促进参与者相互交流的同时也可能抑制个别参与者的表达，群体也会对在场的个人思维造成一定影响。

（3）整理资料相对困难，需要花费更多的时间和精力，资料的收集过程和对结果的分析容易带有主观性，且不宜收集定量资料。同时由于参与人员相对较少，研究结果很难代表更大群体。

（三）专题小组讨论的应用

专题小组讨论在健康教育与健康促进工作中主要应用在以下四个方面。

1. 进行健康需求评估或探索性研究　在开展新的健康教育与健康促进项目（计划）时，专题小组讨论能帮助了解目标人群对项目（计划）的看法、存在的问题和困难，从而使项目（计划）更适合目标人群；还可了解目标人群的知识水平、观念、态度、行为及其社会影响因素。

2. 收集目标人群资料　对于某些不易通过定量方法获取资料的项目，专题小组讨论在平等宽松的讨论气氛中可以得到更多真实信息。

3. 评价干预项目的过程与效果　了解目标人群对项目活动的意见和建议以及对实施情况的满意程度，了解他们在项目中的收获，对项目效果的评价和对以后项目的改进意见与建议。

4. 补充定量研究的不足　帮助回答诸如"是什么""为什么"一类的问题，对定量资料进行解释、扩充和阐明，可更好地理解某些结果发生的原因。

二、专题小组讨论的设计和准备

专题小组讨论的
设计和准备

专题小组讨论的设计和准备是指在讨论实施前，对操作流程和规范以及讨论所需的人力、物力、场地等进行的前瞻性准备和讨论提纲的撰写，它是保证讨论顺利进行，并确保讨论质量的关键。

（一）专题小组讨论的设计

1. 制订讨论提纲 讨论提纲就是围绕讨论主题的一组简明、单一的开放性问题，并按由浅入深、由非敏感问题到敏感问题的逻辑顺序排列，从日常生活的一般话题开始，逐步深入，提出问题。问题可以经过预实验后确定，一般设计 8～12 个问题。

2. 确定目标人群 目标人群的确定取决于信息收集的要求和目标人群的可及性，一般抽取目标人群中具有相同特征和共同需求与兴趣的人员，结合项目内容，把可能影响讨论效果的因素（如年龄、性别、职业、行政级别、社会背景等）作为分组的依据。

3. 了解参与讨论者的社区特征 在准备过程中应对参与者所在社区的自然环境、人文环境和社会文化传统有所了解，避免不必要的误会。

4. 确定时间地点和次数 讨论时长一般掌握在 1～1.5 小时。讨论场所应安静、无干扰，大小适宜，环境温馨、光线柔和。被访者围坐有利于参与者面对面地交谈和参与。每个主题至少组织 2 个场次的讨论，根据项目需要等确定讨论次数，直至进一步组织专题小组讨论将无法得到新的信息。

5. 制订资源需求清单 考虑专题小组讨论所需的人力、物力、经费，以决定工作人员的数量、是否需要人员培训、培训所需哪些技能、是否需要进一步购置设备、主持人和记录员的选择等。同时，还要考虑与目标单位的协调等。

6. 制定评价标准 专题小组讨论的评价是指在讨论结束之后对本次讨论的客观总结，一般来说分为对讨论的评价和对主持人的评价两个部分，在设计阶段应当明确评价的标准。

7. 确定资料收集方法和分析方法 明确专题小组讨论资料的收集方法，包括现场文字记录、录音、录像等。在讨论结束后，针对所收集的资料，确定资料分析方法。

（二）专题小组讨论提纲的撰写

专题小组讨论提纲是指在访谈过程中主持人拟采用的访谈路径，一般来说，包括讨论框架设计、讨论语言组织、问题与对策三个部分。

1. 讨论框架设计 包括讨论题目、讨论目的和讨论内容。讨论题目应当尽可能具体，不宜过大或者宏观。讨论目的是指通过研究者所要实现的意图，是对所研究的现象或问题进行描述、解释或预测等。在一次讨论中，讨论的目的一般控制在 1～2 个。讨论内容一般包括 8～12 个具体问题。

2. 讨论语言组织 包括开端引言、讨论引导语言和结尾语言。开端引言包括欢迎致辞、介绍讨论方式及要求、对现场记录（录音或录像）进行解释、对敏感问题要强调其保密性等。在讨论过程中，主持人引出讨论话题，并控制讨论过程的语言组织，可运用探索、提醒和复述等技巧来引导小组成员就某一讨论内容发表看法、意见或观点。讨论结束之前，主持人对讨论进行简单总结或补充，再次强调保密原则以及对小组成员表示感谢，并告知如果有需要可能会再次召集他们进行二次讨论。

3. 问题与对策　问题与对策是指对在讨论过程中有可能出现的突发情况进行预见，并给出解决方案，以保证现场讨论顺利进行，是专题小组讨论质量控制的重要方法。

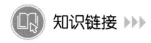 **知识链接** ▶▶▶

专题小组讨论提纲

一、讨论框架设计

1. 讨论题目：

2. 讨论目的：

3. 讨论内容：

（1）

（2）

……

二、讨论语言组织

1. 开端引言：

2. 讨论引导语言：

3. 结尾语言：

三、问题与对策

1. 问题1：

针对性语言或对策：

2. 问题2：

针对性语言或对策：

……

三、专题小组讨论的实施

（一）专题小组讨论的过程

专题小组讨论的实施

专题小组讨论整个过程包含开始前准备阶段、开场阶段、讨论阶段、结束阶段。

1. 开始前准备阶段　主持人与记录人员应提前到场，整理和安排会场，准备所需工具如录音设备、电源、记录用笔和纸张等，接待并与陆续到会的成员交谈，了解成员的基本情况，为正式讨论建立沟通基础。

2. 开场阶段　主持人简单明了地进行自我介绍，说明讨论的目的和主题、本次讨论应当注意的问题，如进行记录和保密原则等。

3. 讨论阶段　主持人引导成员围绕访谈提纲进行针对性讨论，应尽量使用开放型、具体型和清晰型的问题，避免提出封闭式和带倾向性或诱导性的问题。主持人尽量不发表自己的观点，通过有意识的追问，即使用参与者自己的语言和概念来询问参与者自己曾经谈到的看法和行为，以便深入了解人们对某个问题的看法、是怎样形成这种看法的以及形成这种看法的原因。

讨论现场常遇到以下几种问题。①讨论开场时冷场：主持人可先导入一个案例或者视频，采用头脑风暴法，提出一个可以各抒己见的开放式问题，或者采用对照比较的办法激励成员参与。②发言时间过长：主持人可以直截了当地使用探索性问题询问，使获得的信息具体化并有针对性，也可以礼貌地中断发言者的讲话，提醒发言者虽然他的发言很好，但还想听听其他人的意见；或者通过向其他人提问，改变对话的方向。③出现跑题：主持人应巧妙地把讨论引回到讨论主题上，或者重申问题。④小组成员表达不完整或者胆怯性回答：主持人重申问题，或者从简单的问题发表看法，鼓励发言者具体阐述；也可让其最后发言。

4. 结束阶段 主持人归纳总结大家讨论的意见，不要带有判决性，询问是否还有不同的观点，还可进一步讨论、补充和修正，并对发现的问题综合整理。

【课堂讨论】思考如果组织一次有关吸烟有害健康的专题小组讨论，要做哪些准备工作，要点和注意事项有哪些。

（二）专题小组讨论资料的整理和分析

1. 资料的整理 资料整理遵循如下步骤：①转抄访谈记录并加入现场观察，记录访谈参与者的非语言沟通（如手势、行为反应等）；②反复阅读笔录资料，去除因主持人的引导而回答的问题，找出并标记被访者的主要观点和态度以及特殊的观点和态度；③归类各种观点，并统计其出现频次，作为小组访谈主要观点和次要观点的客观依据；④再次根据各种观点及其出现频次阅读笔录资料，写出报告或文章。

2. 资料的分析 专题小组讨论分析常用剪贴分类技术，具体步骤是：①通读整理好的材料并确定与主题有关的部分；②在此基础上形成主要论题并找出与每一论题有关的内容；③对材料中说明不同论题的内容进行编码，并按编码进行归类。这些分类后的材料是进行分析和撰写总结报告的基础。

四、专题小组讨论的评价

专题小组讨论结束后，主持人和记录员应及时交流意见和看法，并撰写讨论评价报告，评价的内容包括对讨论的评价和对主持人的评价两个方面。

（一）对讨论的评价

对讨论的评价主要包括小组成员、时间地点和环境以及访谈内容三个方面。

1. 对小组成员的评价 成员选取是否合适，其年龄、性别、家庭情况、社会经济状况、健康服务使用情况等是否符合要求，成员是否理解讨论的意图。

2. 对时间地点和环境的评价 时间是否合适和充足，场所和座位安排是否合适，环境是否有助于讨论等。

3. 对访谈内容的评价 提纲内容是否完整，是否能够满足所有的信息需要及目标要求，讨论中出现了哪些问题以及是否有效解决等。

（二）对主持人的评价

对主持人的评价主要包括准备工作、主持讨论方式以及在讨论中出现问题时的处理能力三个方面。准备工作方面的评价包括主持人对项目背景及主题、访谈目标的理解程度；主持讨论方式的评价包括态度、综合信息、鼓励和引导、对一种新的想法深入了解时是否恰当、灵活；在没有理解小组成员的意思时，能否明确并恰当表达等。对问题处理的评价包括主持人能否随机应变，应对支配性回答、冗长的回答、混淆性回答、胆怯性回答、提问性回答等各种场面等。

第二节　健康科普教育讲座

在健康教育与健康促进活动中，健康科普教育讲座是解决公众健康问题最经济、最有效的方法。在信息的选择方面要遵循科学性、思想性、针对性和实用性的原则，注意采用通俗易懂、具有一定趣味性的表达方式。

一、健康科普教育讲座的流程

健康科普教育讲座的流程一般可分为三个阶段：准备阶段、讲座阶段和答疑阶段。

1. 准备阶段　讲座的准备包括了解受众、准备课件和讲稿、准备教具、调整情绪。要使讲座取得好的效果，必须首先了解听众的基本情况和来听讲座的目的。课件是指可以在计算机上展现的文字、声音、图片、视频等素材的集合。健康科普教育课件广泛应用于健康传播、培训与教育、健康干预等实际工作中。讲稿是讲座需要参考或提醒的知识或信息，但在讲座中不宜对着讲稿照本宣科。此外，还需准备好辅助教具，包括投影仪、激光笔等多媒体设备以及模型、挂图等。

2. 讲座阶段　通过一定的入场和开场技巧，引发听众的兴趣；围绕健康科普教育讲座的主题，通过语言和体态动作、眼神表情等来增加表达效果。

3. 答疑阶段　讲座之后，要回答听众提出的疑问，如果有不好回答的问题可以转为个体咨询或私下回答。

二、制作健康科普教育课件的技巧

制作健康科普教育
课件的一般程序

（一）制作健康科普教育课件的一般程序

健康科普教育课件制作的程序一般包括需求分析、构思设计、素材搜集与整理、开发制作、测试与调整 5 个环节。

1. 需求分析　在着手制作课件之前，课件制作者必须充分考虑课件在使用过程中所面对的受众、演示环境、传播内容等诸多要素，在充分分析各要素实际需求的基础上，因人、因时、因地设计针对性较好的课件。

2. 构思设计　构思设计是课件制作的关键，课件的构思设计一般包括内容呈现设计和形式呈现设计两部分。内容呈现设计首先要对课件内容进行梳理，可采用思维导图完成梳理，明确要展现的内容后，接下来再确定内容的表现形式。内容呈现设计的关键是如何围绕要展现的内容在课件中穿插文字、图片、音频、视频等内容要素。形式呈现设计是指课件以什么样的形式呈现，主要包括页面设计、层次结构设计、媒体应用设计、附件内容设计、页面链接设计、课件交互设计、导航设计以及时间分配策略等。

3. 素材搜集与整理 课件中插入适当比例且与主题相关的图像和视频等素材，才能使课件生动和易于传播。因此，素材的搜集和整理不仅包括文字素材的搜集与整理，更重要的是图片和视频素材。在搜集素材时，课件制作者应该围绕课件主题搜集科学合理、来源合法的素材。在平时工作中应注意搜集和积累素材，也可从提供课件模板和素材的专业网站上获取。

4. 开发制作 撰写好课件脚本，并根据脚本的需要搜集和整理素材后，就可以利用课件制作软件对各种素材进行编辑与加工处理。有时候为了达到更好的教育效果，还需配合使用图片编辑软件、视频编辑软件等。

5. 测试与调整 课件的测试与调整并非是在课件制作完成后进行，而是在课件制作过程中，制作者就要有意识地对课件进行不断地测试与评价，主要是测试评价课件内容的完整性、艺术性、流畅性以及是否有误，并及时根据评价结果进行调整与完善。

（二）健康科普教育课件制作的标准

课件要达到一个良好的传播效果，制作者就应该遵照基本的标准去编辑与制作，这样才能最大程度保证课件的质量。课件制作的标准包括以下几个方面。

健康科普课件
制作的标准

1. 内容丰富，结构完整 一个完整的健康科普教育课件至少需要包括主标题页、次标题页、正文、结束页四个部分。

（1）主标题页 主标题页又称课件的首页，一般介绍课件的主题，以及课件使用者的基本信息，如姓名、单位、职称等。

（2）次标题页 次标题页又称扉页，主要展示本课件的内容结构，如内容提示、目录等。课件的扉页能够帮助听众更容易理解和接受课堂内容，也是课件层次感的重要体现。

（3）正文 正文是课件的主体，制作者应当按照一定的逻辑结构进行编辑与制作。课件主体应当主题明确、内容丰富、科学正确。

（4）结束页 结束页是一个课件的终结，一般包含内容总结、祝福语、期望语等内容，课件结束语部分展现的是课件使用者对听众最基本的尊重。

2. 时长适合，页数适度 课件的页数设计应当按照讲座的时间进行确定，一页幻灯片匹配 1~2 分钟的讲解。因此，幻灯片的页数大概控制在总时长的 1/2 到 2/3，如一小时讲座一般页数控制在 30~40 页。课件页数过少，对讲座内容的提示能力减弱，会增加讲授难度，不利于听众的理解；课件页数过多，可能会导致翻页过快，信息传播不充分，从而影响讲解质量。此外，需结合不同使用者的讲授习惯确定课件页数。

3. 条理清晰，重点突出 在制作健康科普教育课件时，要求条理清晰、整齐，课件内容一目了然，使健康科普教育的内容更具有说服力。课件画面要统一，如同级文字采用同样的字号、颜色、背景图标。课件应当着重围绕某一个健康问题进行健康科普教育，特别是有关个人行为养成与改变相关的内容，是健康科普教育讲座的重点。此外，课件中的每一页幻灯片，都应该围绕一个焦点，详略得当。可以采用集中、删减、强调的方式突出重点。

4. 文字清晰，图表得当　课件中的文字主要有4种：标题文字、阐述文字、注释文字和强调文字。标题文字、阐述文字、注释文字的字体及颜色要保持统一，主要是黑色或白色，背景比较特殊时也可以用灰色或较深的彩色，不同层级的标题字号大小要有明显的层次性。强调文字一般是在前三种文字的基础上加上醒目的颜色，或者增大字号，在字体上不要有变化。一般来说，一套课件使用3种字体。课件里的文字宜少不宜多，如非必要，切忌将整段的讲稿内容复制进课件。文字的字号要恰当，一般正文的字号不小于28号，正文标题的字号不小于32号，课件标题的字号不小于54号。

课件通过插入恰当的配图，用生动形象的图片来解释一些抽象的概念，或者通过插入与文字描述相一致的图片，用来进一步验证信息的真实性，让信息更具有说服力。课件也可插入极具视觉表现力的图片，用以表达某种情感或者展现事件氛围，或者提高课件页面的美观性、趣味性。图片的主题应当与课件内容相一致，切忌使用喧宾夺主的图片。图表可以用来表示各类数理关系、逻辑关系，使得各种关系更加清晰可视。在课件中通常使用两类图表，第一类为逻辑图表，这类图表有利于讲授者更清晰地表达演示内容的思想与逻辑；第二类图表为数据图表，在制作健康教育课件时，用来对某些观点进行科学论证。图表的内容要注意时效性、科学性、权威性与科普性。

5. 布局合理，配色协调

（1）布局合理　课件页面的布局，是指每一页幻灯片中，文字、图片、图表等要素之间位置的排列与组合稳定、均衡且各要素协调搭配。页面中心不偏移，四周留有适当的空白，如中心偏向一侧，可在底部、左侧、右侧添加一些线条、图片等，以保持画面的稳定。一般版面占比为30%～70%，图片或图形占课件画面的比率高于50%。要特别注意不同类型的图片给人视觉上带来的强度有很大不同：生物类图片视觉强度高于静物类图片；动物和人的视觉强度较高，尤其是可爱的小动物、儿童、人的脸部特写等；逼真的趣味性图片更容易让人记忆深刻。

（2）配色协调　课件的色彩要根据主题、讲授者和听众的感受进行调配。冷暖色分别给人安静、稳重的感觉和热情、温暖的感觉。灵活运用相近色和对比色：相近色会让画面看起来比较统一，但可能会造成画面平淡、让人感到枯燥乏味、页面不同对象区分度不够的问题；通过增加画面内容与背景、文字与图标背景、不同内容之间的对比度，可以让需要强调的内容凸显出来。

6. 动画恰当，节奏适宜　画面的切换可以通过动画动作设计、超链接设计以及页面切换设计来实现。健康科普教育课件恰当地使用动画，可以吸引听众的注意力，取得较好的教育效果。动画的设计应适量、适度、适当，如果出现动画特效选用不当、频繁且随意使用动画、过分强调动画的华丽性等问题，往往会分散授课对象的注意力。在选择动作方式时，体现逻辑关系的动作有切入、淡出、盒状、擦除、展开等，体现强调的动作有缩小、放大、变化颜色等。同一页幻灯片避免出现三种以上动画效果。此外，应注意控制切换动作的时长，避免节奏过快，引起思维混乱。

【**身临其境**】请选择一个健康科普教育课件，根据健康科普教育课件的标准对其点评，并按照要求进行调整。

三、现场讲授和答疑技巧

健康科普讲座
的流程

讲座是健康信息传播的关键手段，主要包括开场、表达、控场、互动、结尾五部分。其技巧如下。

（一）入场与开场技巧

1. 入场技巧　入场前可以通过深呼吸和自我暗示调整心态、克服紧张情绪，面带微笑，进入会场后，目光扫视全场，看向听众后上方。

2. 开场技巧　开场白的设计要紧扣主题，简洁明快，引起听众对讲座的兴趣，快速集中听众注意力。开场白的方式有很多种：①主持人介绍开场；②自我介绍开场；③调查或提问式开场；④以故事、案例、视频等方式开场；⑤游戏方式开场等。

（二）表达和控场技巧

1. 表达技巧

（1）肢体语言　肢体语言包括着装、站姿、手势、移动等。①着装：讲授者的着装要得体、大方，符合职业特点。②站姿：站姿应自然、大方、挺胸，收腹，重心稳定，身体不可扭曲，切忌双脚交叉站立。如有需要，可根据当时讲课的情景适当走动。③手势：根据情景运用合适的手势，切忌把手势始终固定在某个位置上和连续用手势。

（2）面部表情　包括表情、眼神等。讲授者的面部表情要自然，面带微笑，眼睛注视听众。在听众较多的场合，讲授者可用眼睛从左到右扫一遍，也可注视某个特定区域或某位听众，随时关注着每一位听众，经常保持目光接触。

（3）声音表达　声音表达包括语音、语速、语调、语气、停顿、吐字清晰等要素，在讲座过程中要注意发音准确、清晰，声音洪亮，语速适中，注意抑扬顿挫，语调富于变化，克服口头语。

2. 控场技巧　控场技巧指的是讲授者有效地调动听众情绪，集中听众的注意力，控制场上气氛及秩序的技能和方法。

（1）时间控制　讲座中用于讲解概念和意义的时长约占讲座时长的一半，讲解具体怎么做约占讲座时长的一半，每10~15分钟变换一下讲座节奏，如采用播放视频、互动等方式缓解听众的疲劳感。

（2）秩序维持　讲授者可通过调整语音、语调、语速、节奏等，目光注视，调动听众鼓掌，与听众互动等方式有效控制场面和维持秩序。讲授者有时也需根据听众的反应，调整讲座的内容。

（3）突发应对　如果现场出现冷场，讲授者可以采用自问自答方式进行圆场，或者与听众进行其他互动。如果现场出现忘词，讲授者可以放慢语速，重说一遍，并同时努力回想接下来的内容，或者可以不理会，继续往下讲。如果讲授者意识到讲错了，要自然地进行更正，如果被听众指出讲错了，不要对错误进行强化，可以根据听众指出的问题进行引申讲解以化解现场的尴尬，也可以告诉听众讲座后进一步沟通。如果答不上来听众的提问，可以请提问题者自答，或者将问题转给听众，也可以直接回答自己在这个方面没有研究，回去查资料后给予解答。

（三）互动技巧

互动是讲授者的必备技巧。讲座现场常用的互动技巧包括提问、重复或者讲授者自己先把手举起来，与听众互动等方式，促进听众的参与，加深听众的印象。

（四）结尾技巧

讲授者可根据讲座的具体时间、地点、主题、听众等因素，设计个性化的结尾。结尾的总体要求为言简意赅、引人深思。常见的结尾方式包括：①总结，这是讲座结束语最常用的方式，用精练的语言总结演讲内容，能起到提醒、强调的作用，给听众留下完整的总体印象；②引用名言或诗句；③以希望、呼吁、祝愿结尾；④以感谢结尾；⑤以故事或者幽默结尾。

（五）辅助教具的使用

常用的辅助教具有话筒、音响、投影仪、激光笔等。话筒和音响在使用前要检查是否正常，调整音量并学习如何开关；不要敲击、吹话筒，话筒离嘴唇的距离一般为2～5个指位；移动话筒的过程一般不要讲话，防止失音。投影仪使用前要注意最后一排听众的位置能否看清楚，注意避免身体进入投影仪的投射光幕之中；如不能正常投影，应安排其他人进行调节，在等待过程中，讲授者可与听众开展互动。激光笔在使用过程中不要乱晃和朝向观众。

（六）现场答疑

讲座之后，需要进行答疑，因此在讲座准备阶段要预见、分析有可能提出的问题并准备足够的资料。要全神贯注、耐心地倾听，对提出的问题要给予高度重视，积极、耐心解答每一个问题，并且确认自己的回答是否能让他们满意。听到问题后，要仔细分析，若有疑问，可请提问者再重复一遍，如果是一个问题里含有几个问题的话，可以复述一下以确认问题或者让提问者一个一个地提，然后逐个解答。在回答问题之前要考虑到提问者的知识层次、知识结构，尽量避免使用专业术语。

第三节　个体化指导

个体化指导是通过个别交谈、知识传授、技能操作示范等，有针对性地对服务对象进行指导，帮助服务对象学习和掌握自我保健技能，提高他们的自我保健能力，促进其行为改变和新行为的保持。个体化指导具有服务对象积极配合、主动参与、目标清晰等优点，在高血压、糖尿病等慢性病防治中正发挥着越来越重要的作用。

一、个体化指导的策略与技巧

个体化指导概述

（一）个体化指导的策略

个体化指导是促进目标人群改变态度和行为的有效途径，个体化指导常用的策略有四种。

1. 口头交流与传播材料有机结合 在面对面的健康传播活动中，口头交流辅以挂图、幻灯片、模型等传播材料，有助于人们理解健康信息，可有效提高传播效果。

2. 采用参与式学习方法 小组讨论、同伴教育、角色扮演、现场观摩、生活技能培训等参与式方法，能充分调动目标人群的学习积极性，激发其学习的兴趣，提高信息传播的效率。不仅可以收集到服务对象最关心的现实健康问题，还可以让参与者真正了解和掌握解决自身健康问题所需要的各种信息和方法。

3. 利用新媒体开展个体化指导 互联网+、人工智能等技术的迅猛发展，为健康传播带来了新的途径和方法，其特点是便利性高，时效性强，利于隐私保护，已成为个体化指导的一个重要模式。

4. 运用现身说法 用真人真事来说服人，是一种深受群众喜爱的教育形式，有助于改变行为和态度。可以自身经历为例，与他人分享心得体会，指导更多人建立正确的遵医和自我管理行为，有利于提高健康教育的效果。

（二）个体化指导的技巧

在个体化指导的活动中常常采用谈话、倾听、提问、反馈、表情动作等方式来恰当地传达信息，主要包括以下五种技巧：谈话的技巧、倾听的技巧、提问的技巧、反馈的技巧和非语言技巧。

1. 谈话的技巧 掌握谈话的技巧，就是要使用对方能够理解的语言和能够接受的方式，提供适合对方需要的语言信息。谈话的技巧主要表现在以下方面。

（1）重点突出 一次谈话要紧紧围绕一个主题，保证沟通的完整性，避免涉及内容过广，重点内容应适当突出和强调。

（2）语速适当 谈话的语速要适中，避免语速过快，应适当停顿，要给对方思考和提问的机会。语调应保持平稳，适当起伏，避免声调过高或过低。

（3）通俗易懂 应根据谈话对象的年龄、身份、文化层次及对健康问题的了解程度选用适当的医学术语，必要时应使用当地的方言和居民的习惯用语。

（4）适当重复 一般在一次交谈过程中，重要或难以理解的内容适当重复两到三遍，加以强调，可以增强服务对象的深入理解和记忆。

（5）注意观察 交谈过程中，要注意观察服务对象的表情、动作等非语言形式，从而了解其对谈话的理解或者感受，这将有助于谈话的针对性和不断深入。

（6）适时结束 结束交谈前，需征求对方对本次交谈的看法，应再次强调本次交谈的要点，积极鼓励和肯定教育对象的表现，为下一次交谈打下良好的基础。

个体化指导
——倾听和反馈
的技巧

2. 倾听的技巧 倾听是通过认真和专心地倾听每一个字句，了解服务对象存在的问题、对问题的想法及其产生的根源。在倾听的过程中，力求与说话者保持同一高度，目光注视对方，积极参与，及时反馈，可以用点头、发出"嗯、啊"的鼻音或作简单应答，表明对对方的理解和关注。倾听的过程中要专心，如果被外界打断，要尽快把注意力收回来；不要急于表达自己的观点，不轻易作出判断或评论，也不要急于做出回答；不轻易打断对方的讲话，但是对于偏离主题或不善表达者，必要时可以恰当的引导；注意观察讲话的人的内心活动，体察话外之音。

3. 提问的技巧　提问要掌握一定的技巧，从而获得信息，加深了解。提问以一般性日常问题开始，再逐步引向健康或疾病方面的主题；所提问题要尽可能简单、明了，易于听懂和答复；使用亲切温和的语气，避免用质问的口气；尤其应注意敏感性问题的提问，要逐步深入询问，不要单刀直入；问话要有所间隔，不要连珠炮式发问；同时要注意观察对方的反应和感受，营造轻松舒适的交流气氛。提问的方式可分为 5 种类型。

（1）封闭式提问　封闭式提问的问题比较具体，适用于收集简明的事实性资料。比如"是"或"不是"、"好"或"不好"、"有"或"没有"等，以及用于询问年龄、姓名、地址、数量等具体问题。如"您吸烟几年了？"

（2）开放式提问　开放性提问用于引导对方说出自己的感觉、认识、态度和想法。适用于收集对方的基本情况。常用的句式为"怎么""什么""哪些"等。如"您今天感觉如何？""您平时吃饭都吃些什么呢？"

（3）探究式提问　探索式提问的问题为探索究竟、追究原因的问题，以深入了解服务对象存在的某些问题，了解行为产生的原因等。适用于对某一问题的深入了解。如"您为什么不愿意参加体育锻炼呢？"

（4）诱导式提问　提问者把自己的观点包含在问话中，有暗示对方作出自己想要得到的答案的倾向。一般应避免使用。如"这段时间参加体育锻炼后，感觉好多了吧？"

（5）复合式提问　复合式提问是指在一句问话中包含了两个或两个以上的问题。在任何健康传播活动中，都应该避免此类提问方式。如"您经常熬夜和失眠吗？"问题中涵盖了"熬夜""失眠""经常"三个问题。

4. 反馈的技巧　反馈是指对服务对象表达出来的情感或言行举止作出恰当的反应，从而使服务对象得到指导和激励，促进谈话进一步深入。常用的反馈方法有以下几种。

（1）肯定性反馈　即对服务对象的正确言行表示赞同和支持。如"是的""很好"等肯定性反馈语言，或点头、微笑、伸出拇指表示赞同等非语言形式肯定服务对象，会使对方感到愉快，受到鼓舞。在技能训练、健康咨询和行为干预时，运用肯定性反馈尤为重要。

（2）否定性反馈　当发现对方的言行不正确或存在问题的时候，应及时提出否定性意见。但是需要注意不要直截了当地予以否定，应先肯定对方值得肯定的一面，再用建议的方式指出问题所在。否定性反馈的意义在于使谈话对方保持心理上的平衡，易于接受否定性的意见和建议，能够正视自己的问题。

（3）模糊性反馈　当需要回复对方某些敏感性问题或难以回答问题的时候，可做出无明确态度和立场的模糊性的反应，如"是吗""哦"等。

（4）鞭策性反馈　当需要向服务对象提出更高的行为目标和挑战时，常使用鞭策性反馈。可将谈话分解为 4 个步骤：①客观评述对方的言行；②说明这种言行给你的印象；③向对方提出要求；④请对方做出答复。这种反馈既指出了问题所在、改变的方向，又以征求意见的方式要求对方自己作出抉择，很有激励性。如"您不愿参加体育锻炼，这让我觉得您不太重视健康，希望我们能一起分析一下问题的原因，您看怎么样？"

5.非语言技巧 非语言技巧是在传递信息的过程中将表情、动作、姿态等非语言形式融合在谈话、倾听、提问、反馈等过程之中，从而发现服务对象的心理活动，提高沟通有效性。如整洁得体的衣着，稳重大方的举止，有助于获得对方的信任与接近；关注的目光表示重视和尊重；点头表示肯定；用手势强调某事的重要性等。

【**课堂讨论**】如果个体化指导的对象是一位听力和视力均有一定障碍的老人，且受教育程度不高，开展个体化指导的注意事项有哪些？

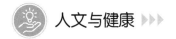

个体化指导
的实施

二、个体化指导的实施

（一）原则

1.建立良好关系 工作人员要微笑待人，主动做自我介绍，保持良好的自身形象，包括仪表、服饰、语言、态度等，从而建立良好第一印象。此外，工作人员要先了解对方的文化水平和理解能力，尽可能寻找共同语言，从而使双方建立起相互接纳、信任、了解和支持的关系。健康教育工作人员的工作态度、专业知识水平越高，传播效果会越好。

2.保密原则 保密原则是对服务对象人格及隐私权的最大尊重，是鼓励服务对象能够如实告知情况的基础。在个体化指导时应该告知保密原则，如果要将服务对象作为教学案例，也必须征得服务对象同意。

3.针对性原则 在为服务对象进行初次指导时，要针对服务对象想了解的内容进行针对性的咨询。如果服务对象只对危险因素感兴趣，那么就尽可能为其详细地讲解危险因素，不要一味地劝服他立刻进行行为改变。

4.中立原则 工作人员应从专业的角度看待问题，理解和接受服务对象的情感，并表达出充分的尊重，客观、公正地看待人和事，才能对服务对象的情况做出专业判断。

人文与健康 ▶▶▶

健康管理师保密原则

健康管理师应严格遵守保密原则，具体如下。

1.健康管理师有责任向个体或群体说明健康管理工作的相关保密原则和规定。

2.健康管理工作中，一旦发现个体或群体有危害自身或他人的情况，必须采取必要的措施，防止意外事件发生（必要时应通知亲属或有关部门）。

3.健康管理工作中的有关信息，包括个案记录、检查资料、信件、录音、录像和其他资料，均属专业信息，应在严格保密的情况下妥善保存，不得泄露。

4.只有在个体同意的情况下才能对工作或危险因素干预过程进行录音、录像。在因专业需要进行案例讨论，或采用案例进行教学、科研、写作等工作时，应隐去可能会据此辨认出个体的有关信息。

思考如果发现个体或群体有危害自身或他人的情况，在遵守保密原则的前提下，可采取哪些措施，防止意外事件发生。

（二）流程

1. 建立联系 个体化指导的一个关键环节是建立联系。

（1）了解信息 首先要主动联系服务对象，争取与之保持经常性联系，建立长期的健康服务关系。第一次可以通过电话进行联系，先表明自己身份，接着介绍本次联系的目的，再进一步解释说明工作内容。在联系中可以稍做停顿，给对方思考和回应的机会，注意观察服务对象的反应。大致了解服务对象的基本信息、主要诉求、自我效能，以及文化程度、家庭及经济情况、兴趣爱好等。只有全面了解服务对象的情况，才能有针对性地进行干预。

（2）评估和提出建议 对服务对象的一般健康状况、体重、饮食、运动和心理给予评估。针对服务对象的情况及诉求提出建议，如果服务对象有急需改变的行为，在这个环节中要力劝其改变不健康行为。第一次联系不要说得太多，初次联系中不必开始介绍专业的知识，但要让服务对象知道个体化指导要做哪些事情。

（3）预约时间 在初次咨询时和服务对象商定下次的时间，已经开始干预的咨询，要商定随访时间，计划要谈什么内容，也可以询问对方感兴趣的问题，作为下一次指导的议题。

2. 说服和引导 与服务对象建立并保持联系只是第一步，接下来的重要工作是针对服务对象的情况提供健康信息服务、饮食、运动等个体化指导，引导、说服、劝告对方，接受健康的知识，配合医生的治疗，同时要改变不健康的生活方式，这就需要向服务对象做好解释、指导与建议，提高其依从性。

说服和引导

（1）解释 通过解释让服务对象对所患疾病或所关心的健康问题有比较清楚和详细的了解，增强其战胜疾病的信心和能力。注意要考虑到服务对象的知识水平和受教育程度、医疗经验、家庭背景、社会阶层和人格特点等，以确保其能够听懂。

（2）指导与建议 根据服务对象的具体情况，提出合理用药、自我保健、改变不健康行为生活方式等方面的建议，同时，也要向服务对象传授知识和技能，这样更有利于其接受。在实施个体化指导时发放和使用健康教育处方，是辅助服务对象进行自我保健和家庭护理的一种有效手段，是对口头教育内容的补充和完善。

（3）提高依从性 服务对象配合医嘱的程度称为依从性。包括药品治疗，健康的生活方式，如健康的饮食起居或者生活注意事项等。先通过交谈了解服务对象不能改变习惯或者不能配合治疗的原因、困难或障碍，然后引导服务对象找出解决问题的办法；再根据这些原因，分析出可以解决的对策有哪些，以及最容易做出的改变有哪些等；最终协助、督促服务对象逐一落实在行为上，提高依从性，达到说服和引导服务对象的最终目的。如经常忘记服药可以通过使用定时药盒、在易见的地方张贴提示等方法提高依从性。

学习小结 ▶▶▶

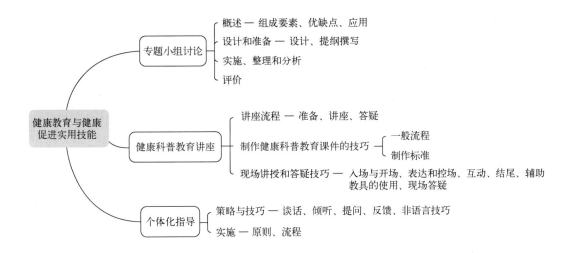

目标检测 ▶▶▶

一、单选题

1. 常用于收集目标人群较深层次的需求信息的方法是（　　）。
   A. 专题小组讨论法　　　　　　　B. 观察法
   C. 选题小组工作法　　　　　　　D. 专家反馈咨询法

2. 谈话是人们通过语言来交流信息的过程，正确的谈话技巧是（　　）。
   A. 避免重复　　　　　　　　　　B. 尽量使用学术用语
   C. 尊重对方　　　　　　　　　　D. 多发表自己的见解

3. 选择 6~12 名具有相同的社会背景的成员对某社区的健康问题进行讨论，这种方法是（　　）。
   A. 德尔菲法　　　　　　　　　　B. 专题小组讨论法
   C. 观察法　　　　　　　　　　　D. 访谈法

4. "你今天跑步了吧?"是属于（　　）提问。
   A. 开放式　　　　　　　　　　　B. 探索式
   C. 封闭式　　　　　　　　　　　D. 诱导式

5. 健康科普教育讲座的流程一般可分为三个阶段（　　）。
   A. 准备阶段、讲座阶段和答疑阶段　　B. 准备阶段、调研阶段和讲座阶段
   C. 调研阶段、准备阶段和讲座阶段　　D. 调研阶段、讲座阶段和答疑阶段

6. 专题小组讨论的组成要素不包括（　　）。
   A. 选定题目　　　　　　　　　　B. 拟定提纲
   C. 选择主持人　　　　　　　　　D. 记录员参与讨论

7. 专题小组讨论的缺点不包括（　　）。

A. 讨论时很大程度上依赖于主持人的水平和技巧

B. 在促进参与者相互交流的同时也可能抑制个别参与者的表达，群体也会对在场的个人思维造成一定影响

C. 整理资料相对困难，需要花费更多的时间和精力

D. 样本量大，实施时间长，花费较大

8. 个体化指导原则不包括（　　）。

A. 保密原则　　　　　　　　　　B. 倾向性原则

C. 建立良好关系　　　　　　　　D. 针对性原则

二、多选题

1. 人际交流中，作为健康教育工作者应掌握正确的反馈技巧。下列属于正确反馈技巧的是（　　）。

A. 对于知识性问题，不要给对方似是而非、含糊不清的回答

B. 搞清对方问题的核心，不要答非所问

C. 即使是一些敏感的问题，也必须正面解答

D. 对对方的谈话要作出适当的反应

E. 当需要向服务对象提出更高的行为目标和挑战时，常使用鞭策性反馈

2. 健康教育者在个体化指导中应掌握的谈话技巧包括（　　）。

A. 重点突出　　　　　　　　　　B. 语速适当

C. 通俗易懂　　　　　　　　　　D. 适当重复

E. 注意观察

三、判断题

（　　）1. 健康教育者提问要掌握一定的技巧，以一般性日常问题开始，再逐步引向健康或疾病方面的主题。

（　　）2. 在健康教育与健康促进活动中，健康科普教育讲座是解决公众健康问题最经济、最有效的方法。

（周楠　卢建华）

第五章
健康教育与健康促进项目管理

 学习目标 ▶▶▶

知识目标：

1. 掌握健康教育与健康促进项目设计的步骤、实施的五大环节；项目评价的步骤、项目评价的种类和内容。

2. 熟悉健康教育与健康促进项目设计的原则；健康教育与健康促进项目书的内容；项目评价结果的影响因素。

3. 了解健康教育与健康促进项目评价的目的和意义。

技能目标：

能够根据需求设计、实施健康教育与健康促进项目，并对项目进行评价。

素质目标：

1. 养成健康生活方式，树立可持续发展的理念。

2. 树立严谨、细致的工作态度和以人为本的服务理念。

案例导入 ▶▶▶

　　某市疾病预防控制中心对某社区高血压防控知识、态度和行为的现状开展了调研，并发放食用盐量勺、宣传手册，开展专题讲座、专家咨询等方式进行健康教育和健康促进。
　　根据上述内容：
　　1. 为该社区设计高血压防控健康教育和健康促进项目。
　　2. 对该社区健康教育与健康促进项目的效果进行评价。

　　健康教育与健康促进项目管理是健康服务和管理工作者的一项基本技能。一项完整的健康教育与健康促进工作包括设计、实施及评价三个有机组成部分，三者之间是相互制约、密不可分的。设计是明确项目目标和内容，确保项目有序实施的基础，也为科学评价效果提供依据。实施是具体执行项目的目标，获得结果的过程。评价是监控项目质量、检测项目成效的重要保障，贯穿于整个项目。

第一节　健康教育与健康促进项目的设计

　　在健康管理领域，项目设计是指健康管理实施者根据卫生服务需求评估，通过科学的预测和决策，选择需要优先干预的健康问题，提出在未来一定时期内解决该健康问题的目标及实现该目标所采取的策略、方法、途径等所有活动的过程。设计是健康教育与健康促进项目成功与否的关键环节，为项目实施及质量控制奠定了基础，也为科学评价效果提供了依据。

一、健康教育与健康促进项目设计的原则

　　健康教育与健康促进项目的设计应当遵循以下原则。

健康教育与健康
促进项目设计概述

　　1. 目标指向性原则　健康教育与健康促进项目设计必须做到目标明确、重点突出，干预活动紧紧围绕目标开展。目标包括总体目标和具体目标。总体目标是指宏观的、项目理想的最终结果，具体目标则是切实可行的、可量化的、可测量的目标。

　　2. 参与性原则　健康教育与健康促进项目需要广泛动员相关组织和目标人群的积极参与，以得到目标人群的支持和宣传，顺利完成并收到预期效果。

　　3. 整体发展性原则　健康教育与健康促进项目的设计要有一定的先进性，体现激励作用。项目的目标要考虑到目标人群长远发展对健康的需求和社会资源、环境条件的长远变化，体现出整体性和全局性。

　　4. 可行性原则　尽可能地预见到实施项目过程中可能发生的情况，并结合目标人群的健康问题、认知水平、经济状况、风俗民情等主客观情况，因地制宜地进行项目设计。

5. 灵活性原则　项目设计要尽可能地预见项目实施过程中可能发生的其他变化，要预先制订基于过程评价和反馈问题的应变对策、修订指征和原则，以确保项目的顺利实施。只有经过评价与反馈，有修改指征，认为确有修改的必要时才能由制订者进行修改。

二、健康教育与健康促进项目设计的步骤

目前最有代表性、使用最为广泛的健康教育与健康促进项目设计模式是美国健康教育学家劳伦斯·格林（Lawrence W.Green）等人提出的格林模式（PRECEDE-PROCEED model）。格林模式为整合模式，包括 PRECEDE 和 PROCEED 两部分（图 5-1）。PRECEDE 即健康教育诊断中的倾向、促成及强化因素，PROCEED 即在实施教育和环境发展中运用的政策、法规和组织手段。由 PRECEDE 模式得出的健康教育诊断的核心是确定影响目标健康问题的主要健康相关行为，以及确定影响该健康相关行为发生发展的主要倾向因素、促成因素和强化因素。格林模式的特点是从"结果入手"，从最终结果追溯到最初起因，针对特定健康问题先进行诊断，然后用演绎的方法，根据诊断结果去规划并执行解决该健康问题的干预或教育项目，在干预或教育项目执行过程中进行相应评价；同时考虑健康影响因素的多重性，帮助计划制订者把这些因素作为重点干预目标，纳入规划的设计、执行及评价中。

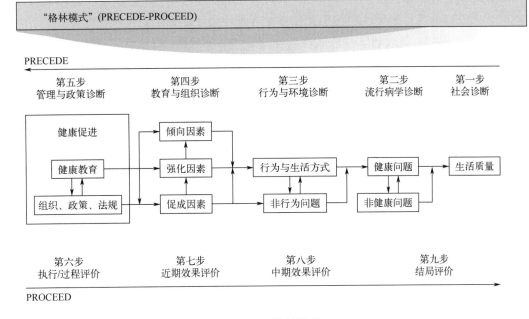

图 5-1　格林模式

（一）需求评估

需求评估又称"诊断"，是项目设计的第一步。设计任何一个项目，都要先了解目标人群是谁，存在哪些健康问题，需要哪些健康知识和技能，适宜的传播形式和方法，目前拥有哪些可利用的健康教育技术和资源等。根据格林模式，健康教育诊断主要从社会、流行病学、行为与环境、教育与生态学、管理与政策等方面进行诊断。

1. 社会诊断　通常指社区诊断。主要是通过客观的分析方法对社区的主要健康问题和

影响因素，以及与这些问题有关的社区内的组织机构、政策、资源现状进行确定的过程。

（1）主要内容　①生活质量指标：测量生活质量的指标包括主观指标和客观指标两方面。主观指标用来反映对象人群对生活质量满意程度的主观感受；客观指标用来反映目标社区和对象人群生活的经济、文化和疾病等状况，一般指影响生活质量的疾病或健康问题的指标，如患病率、死亡率、期望寿命等。②社会环境指标：包括经济、文化、服务、政治和资源等多方面。了解目标社区或对象人群的社会环境可以帮助确定影响生活质量的健康问题，分析健康问题和健康相关行为问题发生发展的原因。

（2）常用方法　社区诊断常常采用定性与定量研究相结合的方法，常用的方法有观察法、深入访谈法、专题小组讨论法、个人访谈法、问卷调查法、文献检索法、书面咨询法等。在评估的起始阶段，需要根据主观及客观指标收集各种资料，包括对社区领导者的访谈、社区成员的专题小组访谈以及观察、调查生活环境、人文习俗或进行问卷调查等。找出社区的重要问题之后，再评估该社区解决问题的能力、社区资源以及居民对解决这些问题的态度。

2. 流行病学诊断　流行病学诊断是通过流行病学调查确认目标人群的主要健康问题和引起这些健康问题的行为因素、环境因素。流行病学诊断与社区诊断具有互补性，两者可以结合起来进行。社区诊断的目的是从分析广泛的社会问题入手，了解社会问题与健康问题的相关性。而流行病学诊断的主要任务是客观地确定健康问题及相关因素。

（1）主要内容　流行病学诊断描述人群的躯体健康问题、心理健康问题、社会健康问题以及相对应的各种危险因素的发生率、分布、频率、强度等。如确定哪些健康问题是该地区最严重的问题，对该疾病（或健康问题）有影响的是哪些危险因素；其中最重要的危险因素是什么；该健康问题的受累人群，不同性别、年龄、种族、职业间的流行特征是否相同，其中哪一类人群受影响最大；这些疾病或健康问题在地区、季节、持续时间的分布上是否有规律可循；对哪些（或哪个）问题进行干预可能最敏感；预期效果和效益可能最好；这些效益能持续多长时间。

（2）常用方法　在流行病学诊断中，应开展现场流行病学调查，以确定干预的健康问题和危险因素，并为确定项目目标提供可靠、有效的指标；也可以利用现有的政府和卫生机构统计资料进行分析。

3. 行为与环境诊断　行为与环境诊断是了解引起健康问题的行为与环境因素，同时了解哪些因素最可能改变，并据此制订健康干预的目标。

行为与环境诊断

（1）行为诊断　主要内容包括以下四点。①描述健康问题的行为因素和非行为因素。行为因素是指可直接引起健康问题的某些行为，非行为因素包括生物因素和环境因素，如年龄、性别、空气污染等。②区分重要行为与不重要行为。重要行为是指科学研究证明该行为与健康问题密切相关，其次为经常发生的行为。③区分预防性行为和治疗性行为。行为因素中有些属于预防性行为，有些属于治疗性行为。治疗性行为是指必须通过使用药物或心理矫治的方法解决的，健康教育所面临的问题中，多数是预防性行为。④区分高可变性行为与低可变性行为。高可变性行为的特点是：还处在发展阶段或行为刚建立不久；仅表面上与长期形成的风俗习惯或文化传统有联系；在其他的健康教育项目中得到成功的改变；社会不赞成的行为。低可变性行为的特点是：行为在人群中根深蒂固，形成已久；该行为深深地植根于当地的文化传统或传统的生活方式之中；在以前的尝试中未得到成功的改变。行为诊断一旦确定了目标行为，就应对其进行明确和具体的限定，包括改变谁的行为；改变什么行为；行为改变到什么程度；什么时候开始干预及干预多久等。

（2）环境诊断　环境又可分为物质环境和社会环境，在设计项目时，必须考虑宏观和微观两个层面的影响。宏观层面主要考虑组织和环境可能造成的影响，微观层面是从个人、同伴、家庭找出能够直接地影响干预效果的因素。环境诊断的主要内容包括以下四点。①鉴别出可改变的健康问题的环境决定因素。②根据相对重要性标准来评判各环境因素。可以根据该环境因素与健康和生活质量关系的联系强度，以及该环境因素导致的发病率、患病率和人群罹患的状况来确定其重要性。③根据该环境因素是否可以通过政策、法规等的干预而发生改变，从而确定其可变性。④将重要性与可变性结合分析，确定干预的环境目标。

（3）常用方法　通常采用现场调查、文献检索、专家咨询等方法综合进行。通常将行为与环境诊断、社会诊断、流行病学诊断结合进行。

4. 教育与生态学诊断　教育与生态学诊断的目的在于探讨影响目标人群健康行为的因素，对导致该行为/行为群发生发展的因素进行调查和分析，从而为制订干预策略提供基本依据。根据格林模式，这些因素分为倾向因素、促成因素和强化因素。

（1）倾向因素（predisposing factor）　是指个人在某项行为之前已经存在的影响因素或前置因素，是产生某种行为的动机、愿望，或是诱发某种行为的因素，包括知识、态度、信念、价值观念，以及年龄、性别、种族、婚姻状态、家庭收入、职业等人口学特征。例如，分析过量饮酒行为，倾向因素为性别（男性高于女性）、年龄（年龄越大者饮酒比例越高）、文化程度（教育程度偏低）、知识（缺乏过量饮酒危害健康的知识）、态度（不重视健康）等。

（2）促成因素（enabling factor）　是指促使某种行为动机或愿望得以实现的因素，包括直接影响行为或间接地通过环境影响行为的因素，实现某种行为所需要的资源及技能等。如对身体活动不足者，免费的身体活动指导、社区设置健身环境和器材等就是促成因素。

（3）强化因素（reinforcing factor）　是指存在于行为之后，激励或减弱行为发展的因素，包括社会支持、同伴影响、家人及专业人员的态度，也包括人们对行为后果的感受，如社会效益（如受到认可）、生理效益（如体能改善）、经济效益（如得到经济奖励或节省开支）、心理效益（如感到愉悦）等。

教育与生态学诊断主要采用直接在目标人群中开展定量与定性调查，同时辅以查阅资料、专家咨询、现场观察等方法获取资料。

5. 管理与政策诊断　管理与政策诊断是指在前四个阶段诊断结果的基础上，分析一个组织机构内可能促进或干扰健康教育与健康促进项目发展的政策、资源和情景。

（1）管理诊断　核心内容是组织评估和资源评估。组织评估包括组织内分析和组织间分析。组织内分析是负责健康教育与健康促进的组织的内部分析，包括有无健康教育与健康促进机构，该机构有无实践经验和组织能力，现有资源状况如何等。组织间分析是主办组织的外部环境分析，分析外部环境对项目（计划）执行可能产生的影响，包括此项目与本地区卫生规划的关系、政府卫生行政部门对健康教育的重视程度、本地区其他组织机构参与健康教育的意愿和现况、社区群众接受与参与健康教育的意愿和现况、社区是否存在志愿者队伍等。此外，管理评估还包括评估可利用的资源，以预算的形式明确各项活动所需的人力费用和非人力费用，保证有足够的资源实现预期目标。

（2）政策诊断　主要内容是审视现有政策状况，如评价组织机构的使命、政策、规章制度，有无与项目（计划）目标相一致的支持性政策，该政策是否完善等。

管理与政策诊断主要通过查阅资料、专家咨询、定性调查等方式进行。

（二）确定优先项目

确定优先项目

确定优先项目在于真实地反映社区存在的、个体最关心的健康问题，以及各类特殊人群存在的特殊健康问题，决定那些最重要、最有效、所用人力和资金最少而能达到最高效益的项目。

1. 评价指标　此阶段注重行为与环境诊断，评价指标包括行为指标和环境指标。①行为指标：包括基本的健康行为、预警行为、保健行为、避开环境危害、戒除不良嗜好等。②环境指标：包括物理环境、政治环境、社区社会环境和经济环境。

2. 常用方法　确定优先项目一般遵循以下三项基本原则。①重要性原则：重要问题的特征为受累人群比例大、发病率高、致残致死率高、对象人群最关心的疾病/健康问题。②有效性原则：能有效地促使其发生预期改变的健康问题，如降低发病率、死亡率、直接或间接地增加收益、改善社会环境面貌等。③可行性原则：便于执行，易被干预人群所接受，现有的资源、环境、政策能够支持其实施、可量化可评价的方法，能够系统长期地随访观察。优选四格表是确定优先项目的常用工具（图5-2）。将待选问题按照重要性和可改变性填入四格表，优先项目处于第一格。

	重要	不重要
可变	I 最优选择	III 一般不予考虑
不可变	II 次优选择	IV 不予考虑

图 5-2　项目优选四格表

（三）确定项目（计划）目标和目标人群

1. 项目（计划）目标　项目目标是项目实施和效果评价的根据，包括总体目标和具体目标。

（1）总体目标　是指在执行某项目（计划）后预期应达到的总体效果，具有宏观性和远期性。如某社区控烟健康促进项目，其总体目标是：减少吸烟给全体社区居民健康带来的危害，提高生活质量。

（2）具体目标　是为实现总体目标设计所要达到的具体结果，要求是明确的、具体的、可测量的指标。与具体目标有关的指标及权重、预期指标值、指标使用方法等形成指标体系。具体目标形成目标体系，一般可分为教育目标、行为目标和健康目标。①教育目标：是指目标人群为实现行为改变所必备的知识、态度、信念、价值观及个人技巧等，包括目标人群将接受什么知识、接受多少知识、什么时间完成。②行为目标：目标人群行为改变的程度。通常用某行为的发生率、改变率表示。③健康目标：一般指人群健康状况的改变目标。既可以是某些生理生化指标的改变，也可以是疾病发病率或死亡率的变化。健康目标的选择取决于该项目的性质、持续时间和可能在执行期间产生的健康效应。例如，一个社区慢性病健康促进项目的中、长期目标（5年、10年）可采用某慢性病的患病率、发病率等指标。短期项目并非必须制订健康目标，且短期的健康目标的变化不一定能全部归因于健康促进项目的措施。

2. 目标人群 目标人群是指为了实现总目标需要特别关注的人群，或健康教育与健康促进项目干预的对象或特定群体。目标人群的确定应根据规划的目标来确定，如目标是预防老年人跌倒，教育的主要对象应包括老年人及其家属、照护者、社区及养老机构的相关部门工作人员及负责人。根据目标与行为的关系，目标人群可分为三类。

（1）一级目标人群 是指预期接受健康教育后将直接采纳所建议的健康行为的人群，也是项目的直接受益者。目标将最终通过他们的行动来实现。

（2）二级目标人群 是指对一级目标人群有重要影响的人群，或能激发和加强一级目标人群行为和信念的人群。如家属及照护者、有关部门工作人员及负责人、朋友等。

（3）三级目标人群 是指对项目的实施和目标的达成有重要影响的人群，如决策者、经济资助者等。

【课堂讨论】 以高血压和慢性阻塞性肺疾病为例，思考社区开展健康教育和健康促进项目前，如何确定项目的目标和目标人群。

（四）确定干预策略

干预策略的制订是在社区诊断、确定优先项目以及制订目标的基础上的关键步骤。制订干预策略的目的是根据项目目标、对象人群特征、环境条件和资源情况等选择最佳的干预途径、方法以及时间、空间和人群组合。干预策略一般分为教育策略、社会策略、环境策略及资源策略四类。策略的制订应充分运用健康教育行为改变理论，综合运用各类干预策略方能达到目标。

确定干预策略

1. 教育策略 常用的策略有3类。①信息交流类：如授课、讨论和咨询，利用传统媒体、网络等。②技能培训类：如讲座、示范等。③组织方法类：如社区活动等。

2. 社会策略 包括鼓励健康行为的正向政策和控制不健康行为的负向政策。

3. 环境策略 改善和创造支持性环境，包括社会环境和物质环境，促进有益于健康行为的形成和巩固。如建立社区身体锻炼设施，减少售烟亭，增加社区卫生服务站等。

4. 资源策略 通过动员、筹集、分配、利用社区中有形和无形的资源、途径和方法，达到健康干预的目的。

（五）制订实施方案

1. 确定健康干预框架 根据确定的优先项目、目标人群、项目目标、干预策略和场所，建立项目的干预框架。

2.确定干预内容 确定干预内容即确定倾向因素、强化因素和促成因素三类行为影响因素中的重点干预指标。要根据不同的目标人群分类来进一步区分三类行为影响因素中的重要因素，最后根据项目的目标选择干预内容。

3.确定干预方法 根据健康教育项目的目标人群和项目目标，依据健康教育实施场所特点，确定目标人群健康干预的综合方法。

4.确定干预活动日程 根据干预策略，对各项活动的进行时间、负责人、所需材料等做出具体安排，以工作日程表的形式列出，保证每项工作有条不紊地如期完成。

（六）确定监测与评价计划

要保证健康教育与健康促进项目的质量，必须建立系统、完善的质量控制与监测体系，对监测与评价的活动、指标、方法、工具、时间、监测人、评价人、负责人作出明确的规定。监测与评价应始终贯穿于项目的各个阶段，便于及时发现干预项目、材料、策略及实施中的问题并进行调整。健康教育项目的评价一般遵循科学性、针对性和可及性标准。

1.科学性 项目的目的是否明确；目标是否合理；目标和指标体系是否一致；实施方案和干预框架是否明确；监督和考核措施及其实施方案是否明确。

2.针对性 目标人群分类是否合理；目标体系和目标人群特点是否一致。

3.可及性 干预方式与方法的目标人群可获得程度与可接受程度。

（七）其他

1.项目实施机构/组织的能力评估 项目实施的机构、组织是项目实施成功的关键之一。对其能力进行评估的主要内容包括项目执行的可行性；资源是否充足；群众的参与程度及干扰因素分析等。

2.确定干预项目预算 预算是干预经费资源的分配使用方案，应根据项目的活动，分别测算出各项活动的开支类别及所需费用，然后汇总，再列出整个项目的预算。预算的制订应认真细致、科学合理、节俭并留有余地。

3.队伍建设和能力培训 队伍应以专业人员为主体，吸收其他部门人员参加。对各类人员必须明确其职责与权利。健康教育与健康促进的目标主要是通过目标人群的行为来实现的，因此应指导工作人员如何影响目标人群的行为，对志愿者也应认真地指导和培训。

【课堂讨论】健康教育与健康促进项目设计的步骤中，你认为关键的步骤有哪些？

三、健康教育与健康促进项目书的内容

一份完整的健康教育与健康促进项目计划书的主要内容如下。

1.项目名称 对该项目主题的高度概括，一般有字数限制。

2.执行单位 包括项目负责人及其职称、与本工作有关的经历和经验。

3.前言 介绍项目的来源、目的、指导思想及有关的政策、理论基础及目前国内外相关研究现状。

4.背景 根据项目性质和需要进行选择性描述，如对目标社区的一般情况、卫生状况和人群健康状况、执行单位情况、目标地区媒介情况、国家或地区大众传播媒介结构组成

等进行描述。

5.问题 存在的主要健康问题；疾病的流行情况；导致该健康问题的主要原因或危险因素；选择的目标行为及原因；健康问题和目标行为的发展趋势；改变某些重点目标行为具备的外部条件等。

6.总体目标和具体目标 知识、态度、行为和环境改变程度。目标应具体、可测量、可实行。项目目标是所做事情的"结果"，不能与所做事情本身、工作过程相混淆。

7.组织领导 包括项目的领导机构、执行单位、技术指导、协作与参与单位。

8.传播、教育、干预策略和活动 包括目标人群有关情况的描述，为制订计划需要提供的信息、技能训练、健康教育材料和其他设备物件，媒介途径，人员培训计划，活动与日程等。

9.项目管理和监测 包括对人、财、物的管理和对活动实施过程的监测。

10.项目的评价 主要是了解项目执行的客观情况与原计划的差距，是否达到预期目标以及原因。

11.经费预算 项目预算一般以年度为单位制订。包括人员费用如工作人员的劳务费、专家咨询费、差旅费、资料分析费等，设备和供应费用如现场调研、开展活动、设备与材料、场地、办公用品、印刷、通讯、管理、培训、其他杂费等，并注明经费的管理、监督等。预算应按照有关规定执行。

第二节 健康教育与健康促进项目的实施

健康教育和健康促进项目的实施是按照计划去实现目标、获得效果的过程。SCOPE 模式将复杂的实施工作归纳为 5 大环节：制订项目实施进度表、控制实施质量、建立实施的组织机构、培训项目的实施人员、配备所需的设备器材。这 5 个环节与实施过程紧密相连，同时 5 个环节之间也互相密切关联（图 5-3）。

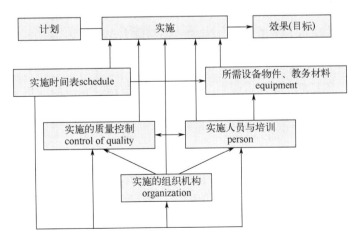

图 5-3　健康教育与健康促进项目实施的 SCOPE 模式

一、制订项目实施进度表

（一）项目实施进度表的概念

项目实施进度表，是一个以时间为引线排列出各项实施工作的内容、具体负责人员、监测指标、经费预算、特殊需求等内容的一个综合执行计划表，用来对照检查各项工作计划的完成情况、进展速度和完成数量，从而使项目活动有步骤、有条不紊地落实，逐步实现阶段目标和总体目标。项目实施进度表是整个执行计划的核心（表 5-1）。

表 5-1 项目实施进度表样式

实施时间/月份												工作内容	负责人员	监测指标	预算/元	特殊需求	备注
1	2	3	4	5	6	7	8	9	10	11	12						

（二）项目实施进度表的内容

1. 工作内容 是指各项具体活动，如启动会、培训班、材料制作、现场干预活动等，不必将实施活动进行过细的分解，而是将主要的活动按照先后顺序列进去，将各项工作内容纳入项目实施进度表。

2. 负责人员 每项活动应明确具体负责人员。并不是每项工作都需要项目负责人亲自负责，但每项工作的进展都应及时向项目负责人报告，以保证项目总体进度。

3. 监测指标 列出监测该项工作是否完成的依据。如以培训班的通知、培训班总结和学员名单、学员照片等作为培训班的监测指标。

4. 经费预算 列出每项活动的估计费用以及整个计划所需的费用。有些项目（如财政项目）有明确的经费执行进度节点，应在安排经费时予以考虑，确保按进度要求执行预算。

5. 特殊需求 指该项活动所需的特定设备、资料、场所以及技术支持等特殊需要，如摄影器材、教学设备、交通工具、健康教育材料、服务人员、师资等。实际工作中许多活动是交叉进行的，在时间上是重叠的，因此必须考虑人员投入，以免影响计划的完成。

（三）制订项目实施进度表的重点

首先，要保证整体项目按时完成，在保证整体项目按时完成的前提下，合理安排各分项活动的时间。项目实施进度表的制订者在计划每项活动的时间时应考虑其实际操作可能遇到的困难，根据这些实际条件，结合以往的经验，科学地做出安排。其次，编制经费预算要考虑到多种因素，如活动内容、所需人力、所需工作日、所需设备物件等。实际经费开支与预算之间差距应该限制在 10% 以内。经费使用情况可以用执行率来反映：

（经费使用）执行率=按时使用的经费数额/预算的经费总额×100%

【课堂讨论】某社区拟开展一项社区高血压防控项目，该项目的实施进度表具体应包括哪些内容?

二、控制实施质量

质量控制是对实践过程的质量保证,其核心任务是使得实施活动按照计划进度和质量运行,并在运行中及时发现存在的问题,及时沟通、协调,妥善解决,顺利实现预定的目标。

(一)质量控制的内容

质量控制的内容包括监测工作进度、工作内容、项目开展状况、人群知信行水平的提高及有关危险因素的改善和经费开支等。

1. 监测工作进度 主要是检查在实施方案中的各项活动是否都是按照项目实施进度表上的进度进行,已经完成的活动是否在预计的时间之内,或者项目是否有所延误,延误了多久,延误的原因是什么,如何进行弥补等。通常可以用项目的执行率来从时间进度方面表示实施工作的质量情况。

2. 监测工作内容 主要是检查实际开展的健康教育和健康促进活动在时间、内容、数量上是否与计划要求的一致。活动内容是否属于项目,有无额外添加或更改的活动,添加或更改的理由是什么;活动的组织准备工作如何;内容是否符合要求;参加的人员和部门是否符合要求等。活动的质量、数目、覆盖面、参与的对象人群的数量等是监测的主要内容。

3. 监测项目开展状况 主要是监测实施人员工作状况、目标人群参与状况和相关部门配合状况。包括了解实施人员是否按计划进入岗位,是否按要求接受培训,掌握的知识与技能情况,是否有必要进行再培训,是否有调整工作人员的需要,工作积极性,出勤天数等;目标人群的参与度及对活动的态度;一般用活动有效水平来表示。与活动实施相关的各个部门是否能够在领导机构的协调下与实施机构配合行动,为实施活动提供帮助。

4. 监测人群知信行水平的提高及有关危险因素的改善 对人群知信行及有关危险因素的监测主要考察目标人群在项目执行前后知识、态度、信念以及行为危险因素的变化。监测提供的反馈信息是必要时调整干预策略、干预方法的重要依据。

5. 监测经费开支 主要监测经费使用与预算的符合程度及分析经费开支与预算之间出现差距的原因。

(二)质量控制的方法

质量控制多采用记录与报告、定期召集例会、现场考察和参与、审计和专项调查等方法。

1. 记录与报告 项目的实施应由相应的负责人切实做好记录(实施日记),记录内容应包括干预活动时间、地点、参加人员、内容、现场活动情况、经费使用、参与人员的表现和意见等。各项干预活动的基础资料应定期上报实施干预的负责人、项目管理者,有利于负责人和管理者了解实施情况,监控实施质量,并根据上述材料进行决策。记录是报告的基础和依据,报告应立足于记录。

2. 定期召集例会 例会制度也是质量控制中常用的方法,多为记录、报告的结合。各部门应在例会中汇报项目进展，管理者提出阶段目标和要求，使各项目实施人员、管理人员面对面交流沟通，从而提高工作效率。

3. 现场考察和参与　主管人员或监督人员通过现场考察和参与，可以掌握项目实施的第一手资料，是指导实施工作的可靠依据。现场考察和参与实施活动应是有计划的，并列入项目实施进度表。监测人员应做好监测记录，供报告、例会和讨论使用。

4. 审计　主要用于财务方面的监测。审计的目的是监测经费的管理和使用情况，尤其是大型项目的经费开支情况必须做好分项目审计、阶段审计和总体审计。审计的结果可以用来指导经费的管理和分配，调整预算，保证经费的使用质量。

5. 专项调查　通过调查来获取资料，监测实施过程和控制实施质量。监测的内容包括干预活动数量、受益人数、工作人员能力、阶段性效果等。

三、建立实施的组织机构

健康教育与健康促进项目的实施需要多部门的合作，做好各组织间的协调与合作是项目顺利实施的重要组织措施之一。

建立实施的
组织机构

（一）社区开发

社区开发是由联合国倡导的一项促进各国社会进步与经济发展的运动，在当地政府的组织领导下，充分发挥社区成员的积极性，利用社区自身的力量和外部资源提高社区的经济社会发展水平，改善社区居民的生活，解决社区存在的问题。社区开发需要社区全体居民的参与。

 人文与健康 ▶▶▶

联合国可持续发展目标

2015年9月25日，联合国可持续发展峰会在纽约总部召开，联合国193个成员国在峰会上正式通过17个可持续发展目标。可持续发展目标旨在从2015年到2030年间以综合方式彻底解决社会、经济和环境三个维度的发展问题，转向可持续发展道路。

可持续发展目标第3项是：确保健康的生活方式，促进各年龄段人群的福祉。确保健康的生活方式，促进各年龄段所有人的福祉对可持续发展至关重要。各国在增加预期寿命和减少导致母婴死亡的常见病方面取得长足的进步。在加强提供清洁用水和卫生设施，控制疟疾、肺结核、脊髓灰质炎和艾滋病的传播方面已取得重大进展。但是，还需要加倍努力，以根除一系列疾病，解决多种顽固和新出现的健康问题。

根据上述资料，思考如何理解"确保健康的生活方式，促进各年龄段人群的福祉"与可持续发展目标的关系。

（二）领导机构与执行机构的确定

健康教育与健康促进项目要取得良好的效果，不仅需要项目工作人员有效动员目标人群的参与，同时也需要多部门合作、组织保障以及政策环境的支持。项目开始实施的首要任务就是建立实施工作的领导机构和实施的执行机构，确定协作单位并与之建立协作关系。

1. 领导机构　领导机构是健康教育与健康促进的基础。领导机构的建立过程，也是开发与动员领导的过程。如社区健康教育与健康促进领导小组应包括与项目实施直接相关的部门领导和项目负责人、社区政府分管领导、社区卫生服务中心领导和社区重点企事业单位分管领导等；社区重点人群代表也可以根据项目的需要，纳入领导机构中来。领导机构的职责是审核计划和预算，听取项目进展报告，为项目实施提供政策支持，协调相关部门，解决重要问题。

2. 执行机构　执行机构是具体负责实施和运行项目各项活动的机构，执行机构的职责是分解项目计划中的每项活动，将计划的意图付诸实施，开展活动，达到目标；并有责任向领导机构汇报工作进展情况，听取和接受领导机构的意见。执行机构一般设置在某一相关业务部门内，与项目负责人所在单位相一致，如健康教育所、疾病预防控制中心、妇幼保健所等疾病预防部门。其成员大多以一个部门为主体，同时吸收相关部门的专业人员参加。执行机构的专业人员需具备开展项目工作和活动必备的专业技能和知识，一般需要在实施项目前和实施过程对有关人员进行专业技术技能和知识培训，以达到项目的要求。执行机构人员的数量和专业构成可根据项目的内容确定，原则是既要满足工作需要，又要避免过于庞杂。对于执行时间较长的项目，执行人员的相对稳定也十分重要。

3. 协作单位　健康教育与健康促进项目需要社区多个部门的协调与合作。通过协作单位组织网络建设，从而协调社区内各有关部门的关系，是保证项目（计划）顺利实施的重要组织措施。

（三）组织协调与合作

项目（计划）的实施是一项复杂的社会工程，需要多个部门的协调与合作。相关的组织、机构、团体是否被发动并参与到项目的实施中来，建立相应的工作网络并充分合作，是关系到项目能否顺利实施、工作能否获得预期效果的另一个关键。

（四）政策支持

政府部门的支持性政策对于健康教育与健康促进项目的实施工作具有很大的影响。支持性政策包括资源（人力、物力、财力、信息等）的投入，多部门协作的局面，当地群众的参与积极性，有利于项目实施的环境等。实施的领导机构可以通过多种途径影响当地政府，促进支持性政策的出台。

四、培训项目的实施人员

培训项目的
实施人员

项目正式实施前，应开展对项目实施人员的技术培训，使项目执行人员全面了解项目执行的目的、意义，掌握项目活动的内容、要求，学习项目工作相关的专业知识和技术，提高工作水平与技能。

（一）培训前准备

开展培训应有充分的准备，包括确定人员数量、了解学员背景（文化程度、工作经历、是否经过类似的培训背景等）、制订培训计划、预订培训场所、编印培训资料、落实培训师资、编制培训课表、安排后勤服务等。

1. 制订培训计划　培训计划应包括培训的目的及宗旨、培训内容与方法、教学大纲、课程设置及进度、课时分配及评价考核方法等具体内容。教学大纲是系统地安排课程内容以及教学活动、所需教具、课堂教学评价办法等的文件，是编写教材和进行教学的主要依据。教材应根据实际需求进行选择或编写。

2. 确定培训内容

（1）项目管理人员的培训　①项目计划：包括如何开展健康需求评估，并能根据评估结果、资源情况和项目要求，制订项目计划、实施方案等。②质量控制：包括质量控制的目的、内容和方法，以及项目目标和各项干预活动的技术指标，开展项目监测与质量控制。③人员管理：在项目管理中合理分配人力资源，鼓励项目参与者努力工作。④财务与设备管理：了解基本的财务管理和设备管理知识和方法，包括经费的预算和审计、项目可用资源的合理分配等。⑤项目评价与总结：包括项目评价指标与评价方法，使学员能组织实施项目评价、资料汇总，能完成项目的阶段性报告和总结报告。

（2）项目执行人员的培训内容　①专业知识：根据干预项目的目标和干预内容，确定专业知识的培训内容。②传播材料制作：包括健康信息需求评估方法、传播材料设计、制作流程和预实验等。③人际交流技巧：包括倾听、表达、提问、反馈等技巧。④人员培训方法：包括培训班组织、基本教学技巧、参与式教学法等。⑤健康干预方法：包括健康教育与健康促进活动使用的各类干预方法的内容和应用技巧。

3. 选择培训方法　健康教育与健康促进项目的培训是为了完成特定任务、针对有工作经验的成年人进行的教学工作，采用的培训方法应以参与式教学方法为主。参与式教学方式基于学员的经验进行，要求教师能调动学员的积极性，鼓励学员积极参与，常用方法包括头脑风暴法、角色扮演法、小组讨论法、案例分析法等。

（1）"头脑风暴"（brain storm）法　在健康教育与健康促进项目培训中，教师在没有预先给学员任何准备的情况下提出问题，学员立即把头脑中出现的有关这个议题的联想表达出来，不允许任何批评，并且所有的发言都应当场记录下来，留待稍后再做讨论和分析。这种方法能够集中学员的注意力，使学员开动脑筋，参与到教学活动中去。

（2）角色扮演（role play）法　在培训者的指导下，根据培训的内容，要求学员用表演的方式将生活中或实际工作中可能会遇到的、有代表性的场景或情境表现出来。角色对白的语言可以由教师预先设计安排，也可以由教师规定情景，学员临场发挥。通过角色扮演，扮演者可以亲身体验某种概念或情景，学习从不同角度观察问题，寻求解决问题的方法。

（3）小组讨论法（group discussion）　是参与式教学中最常用的方法之一。培训者讲解完理论知识后，将学员分成小组，指定一个组长，要求小组长主持小组成员针对老师提出的题目开展深入的讨论，在讨论结束后各组分别介绍讨论结果。这种方法有利于学员相互交流、分享经验。

（4）案例分析（case study）法　就是给出一个真实的事件或情境，提出一些需要解决的问题让学员研究讨论，并根据具体情况做出适当决策。这种方法可以提高学员的主动性和分析能力，学员可从实际案例分析中提高决策技能和分析问题、解决实际问题的综合能力。

（二）培训组织

培训时间不宜太长，可根据项目实施的技术难度确定，一般培训 1～2 次或 3～6 学时。培训结束时应当对培训进行评价，包括教师授课质量、学员出勤、学员考试成绩等。开展培训评价，能督促教师认真备课与授课，还可促使学员认真学习。

（三）培训评价

评价是培训工作中重要的环节，旨在评价和检验培训效果。培训评价主要包括培训效果评价、培训教学评价和培训组织评价。培训效果评价主要评价在培训结束时学员对培训知识和技能的掌握情况，评价方法包括培训前后问卷考核、教师评议、学员评议、操作技术考核、工作追踪等；培训教学评价的主要内容包括教师授课能力、教材适用性、培训内容适宜性、课程安排适宜性、学员上课出勤率等；培训组织评价的主要内容包括培训时间、教学条件、生活条件等。

【身临其境】如果你是一名社区高血压健康教育与健康促进项目的培训者，要为该项目的工作人员进行培训，请思考要做哪些准备，组织中的要点有哪些，需要从哪些方面进行评价。

五、配备所需的设备器材

在健康教育和健康促进项目实施过程中，设施设备是必要的条件。设施设备通常包括健康教育材料和设备器材。

1. 健康教育材料　健康教育材料的制作有其规范的模式和要求，常用的健康教育材料包括音（影）像材料、印刷材料、实物模型以及承载健康教育信息的日常用品（如水杯、纸巾、笔记本）等。健康教育材料可以自制或购买；如果确定需要自制教育材料，需将教材反复修改至内容准确、通俗易懂，才能正式投入印制、发放和使用；发放和使用各种材料前，要做好调查和计划，选择适宜的传播渠道，保证材料的可得性、可接受性并防止信息失真。

2. 设备器材　①音（影）像设备类：如拍摄设备、录音设备等。②交通工具类：如各类型车辆，用于运输设备和接送相关人员。③办公设备：如电话机、传真机、复印机等。④医疗器械类：如血压计、血糖仪、盐勺、体重计、计步器等。⑤教学设备类：如笔记本电脑、多媒体投影仪、黑（白）板等。相关设备可以通过使用项目经费购置或从合作单位借用或者从有关单位租用。设备物品必须设有专人管理，以防丢失或损坏。特殊设备的使用者必须要进行专门的培训，使其掌握设备的使用和保养方法。

第三节 健康教育与健康促进项目的评价

健康教育与健康促进项目的评价贯穿于项目过程的始终，是采用科学可行的方法，系统地收集、分析信息，对计划、措施、方法、活动效果进行评估，并与某种标准进行比较，描述和解释项目的规划、执行过程和成效，为改善项目的决策提供依据。

一、项目评价的目的与意义

（一）项目评价的目的

（1）衡量健康教育与健康促进项目的先进性和合理性。

（2）评价项目的执行情况，包括健康教育与健康促进活动的数量和质量，是否适合目标人群，是否按计划进行，活动的覆盖人群是否达到预期以及资源的利用情况。

（3）衡量健康教育与健康促进项目是否达到预期目标及程度、影响因素。

（4）总结项目的成功与不足之处，完善健康教育与健康促进项目，提出进一步的研究假设。

（二）项目评价的意义

健康教育与健康促进项目评价的意义在于：①评价是项目取得成功的必要保障；②评价可以科学地说明活动的价值；③评价是改善项目的手段；④评价结果可以科学地向公众、社区、项目资助者、领导机构等阐述项目效果，扩大影响，争取更大的支持；⑤评价可以提高健康教育与健康促进实践专业人员的理论与实践能力。

二、项目评价的种类和内容

完整的项目评价根据评价内容、指标和研究方法的特点可分为以下四种类型。

（一）形成评价

形成评价是对项目进行的评价活动，是一个完善项目、避免工作失误的过程，包括评价项目设计阶段的目标人群选择、策略确定、方法设计等，其目的在于使项目符合实际情况。

1. 评价内容 形成评价的具体内容包括以下四点。

（1）了解健康教育与健康促进工作的目标是否符合目标人群的特点，如健康知识水平、态度和行为、健康状况和活动的可及性。

（2）了解干预策略、活动的可行性，如目标人群的文化程度、健康教育资源的可及性、政策制定和环境改善的受益人群、影响程度和可行性等。

（3）了解传播材料、测量工具、教育材料发放系统等是否完善。

（4）是否在最初的项目执行阶段根据出现的新情况、新问题对项目进行适当调整。

2. 评价方法与指标 形成评价可采用多种技术，尽可能运用已有的数据或资料，如人口普查资料、流行病学监测资料、专题调查资料等。如果现有的资料不能满足评价的要求，可采用文献、资料、档案的回顾，专家咨询，专题小组讨论等方法。形成评价的指标包括项目的科学性、技术上的适宜性、政策的支持性、目标人群的接受程度等。

（二）过程评价

过程评价

过程评价是对已在实施的活动的全过程进行的评价。主要是了解项目活动是否按项目设计的步骤进行，动态监测、反馈各项活动的进展情况，及时调整和改进项目中不合适部分及存在的缺陷，从而促进项目目标的成功实现。过程评价起始于项目开始实施之时，贯穿于项目执行的全过程。

1. 评价内容 过程评价的内容包括以下四点。

（1）针对项目的评价内容 干预计划是否被目标人群所接受？目标人群对各项干预活动的参与情况如何？哪些个体参与了健康教育与健康促进项目？具体接受程度如何？在项目中都运用了哪些干预策略和活动？这些活动是否按计划进行？是否做过调整？为什么调整？如何调整？项目的资源消耗情况是否与预计相一致？不一致的原因是什么？

（2）针对组织的评价内容 健康教育与健康促进工作中涉及了哪些组织？各组织之间是如何沟通的？他们参与项目的程度和决策力量如何？各组织之间能否为了提高效率而相互协调？是否有必要对参与的组织进行调整？应该如何进行调整？是否建立了完整的信息反馈机制？项目档案、资料的完整性和准确性如何？

（3）针对政策和环境的评价内容 健康教育与健康促进项目涉及哪一级政府？具体涉及政府的哪些部门？在项目执行过程中是否有政策环境方面的变化以及这些变化对项目有何影响？在项目进展过程中是否与决策者保持良好的沟通？

（4）针对目标人群的满意度的评价内容 包括目标人群对干预活动的内容、形式、组织、人际关系的满意度等。对干预活动内容的满意度包括项目培训的内容是否符合项目自身的需要等；对干预活动形式的满意度包括对已执行活动的形式是否满意及满意程度，对未来活动形式的建议等；对干预活动组织的满意度包括干预活动的时间安排是否方便群众的参与，服务设施是否充足，材料的发放途径是否合理等；对人际关系的满意度包括对项目工作人员的满意度，与其他项目参与人员相处的满意度，参与干预活动心情是否舒畅等。

2. 评价方法与指标

（1）过程评价的方法 评价方法包括查阅档案资料、目标人群调查和现场观察三类。项目活动进展状况、费用使用情况可以通过查阅资料获得；目标人群满意度可以通过目标人群的定性、定量调查获得；干预活动执行情况、目标人群参与情况、满意度等可以通过现场观察来了解。

（2）过程评价的指标 主要指标有：①项目活动执行率=某时段已执行项目活动数/某时段应执行项目活动数×100%；②干预活动覆盖率=参与某种干预活动的人数/目标人群总数×100%；③干预活动暴露率=实际参与项目干预活动的人数/应参与干预活动的人数×100%；④有效指数=干预活动暴露率/预期达到的参与百分比×100%；⑤目标人群满意度，包括对干预形式、内容、组织和人际关系的满意度四方面；⑥资源使用进度指标，包括活动费用使用率、年度费用使用率以及费用进度比等。

（三）效果评价

效果评价是评估健康教育与健康促进项目引起的目标人群健康相关行为及其影响因素的变化，重点在于项目对目标人群知识、态度、行为的直接影响。效果评价根据干预变化的时效性，可分为近期和中期效果评价、远期效果评价。近期和中期效果评价又称效应评价，前者主要是对知识、信念、态度的变化进行评价；后者主要是对目标人群的行为改变的评估。远期效果评价也称结局评价，是对健康教育项目实施后产生的远期效应进行评价。

效果评价

1. 评价内容

（1）近期和中期效果评价 ①倾向因素：在健康教育与健康促进项目前后，目标人群的卫生保健知识、健康价值观、对某一健康相关行为或疾病的态度、采纳促进健康行为的动机、行为意向以及自我效能等发生了什么变化。②促成因素：卫生服务或实行健康行为资源的可行性，如有关政策、法规制定情况，领导与关键人物的思想的转变、行政对健康行为的干预程度和效果是强有力的促成因素。③强化因素：包括与目标人群关系密切的人对健康相关行为或疾病的态度，目标人群采纳促进健康行为获得的支持程度及个人采纳该行为后的自身感受等。④健康相关行为的改变情况：在项目实施前后，目标人群与健康相关的行为是否发生改变？变化的程度及在人群中的分布如何？如运动锻炼、吸烟情况、饮食习惯等。

（2）远期效果评价 ①效果：项目对目标人群健康状况的影响，如疾病发病率的变化、营养状况改善的变化等。②效益：人群健康状况改变引起的远期社会效益和经济效益，如生活质量的改变、环境的改善等。

2. 指标 评价的指标包括反映健康状况的指标，如身高、体重、血压、血红蛋白、血清胆固醇等生理指标；人格测量、智力测验等心理指标；反映生活质量的指标，如生存质量指数、生活满意度指数、日常活动量表等；卫生经济学的评价指标包括成本-效果分析、成本-效益分析、成本-效用分析等。

（四）总结评价

总结评价是指形成评价、过程评价、效应评价和结局评价的综合评价，以及对各方面资料做出总结性的概括，能全面反映健康教育与健康促进项目的成功之处与不足，为今后项目（计划）的制订和决策提供依据。

【身临其境】如果你是一名社区的健康服务与管理人员，要为一项控制糖尿病的健康项目确定评价方法和指标，请和小组同学讨论，为该项目的不同阶段设计评价方法和指标。

三、项目评价结果的影响因素

在评价过程中，要注意防止偏倚与混杂因素的影响。主要的影响因素有以下五个方面。

影响项目评价
结果的因素

1. 时间因素 时间因素又称历史因素，是在项目执行或评价期间发生的可能对目标人群健康相关行为及其影响因素产生影响的事件，如与健康相关的公共卫生政策的颁布、重大生活条件的改变、自然灾害或社会灾害等。当健康教育与健康促进项目周期比较长时，时间因素对项目真实效果的影响则变大，可通过设立对照组和过程追踪排除这些因素的影响。

2. 测试或观察因素　在评价过程中，需要对项目实施情况、目标人群健康相关行为、健康状况等进行观察和测量。测量与观察的真实性、准确性取决于测量（观察）者、测量工具、测量对象（目标人群）三方面。在制订评价方案时，可通过设立对照组，对工作人员加强技术培训以及由同一批工作人员进行干预前后的调查等方法尽可能减少误差。

（1）测量者因素　①观察偏倚：主要表现为即使是用同样的工具测量相同的内容，不同的工作人员或同一人员在不同时期的测试结果不同。②暗示效应：测量者或调查者的言谈、行为、态度等使目标人群受到暗示，并按照测量者的希望进行表现的现象称为暗示效应。③评定错误：项目实施后，测量者的主观愿望是项目能取得预期效果、达到预定目标。这种愿望可能导致测试者在效果评价中有意或无意地放松了对评价标准的掌握，使表现出来的项目效果偏离真实情况。

（2）测量工具因素　项目评价的测量工具包括问卷、仪器、试剂等，如不同血压计、血糖试纸的选择等可能影响其有效性和准确性。因此，在进行测量之前，应选择适宜的测量方法和工具，并检验工具的可靠性，才能进行有效的测量。

（3）测量对象因素　包括测量对象成熟性和霍桑效应。测量对象成熟性是指随着项目的进行，目标人群不断成熟，更加了解并关注项目内容，可能导致测量结果与项目干预的真实结果之间出现差异。霍桑效应是指人们在得知自己正在被研究或观察而表现出的行为异乎寻常的现象。

3. 回归因素　回归因素是指由于偶然原因，个别被测量对象在被测量过程中，某些指标表现出过高或者过低，测量后又恢复到实际水平的现象，常见于危险因素的筛检和测量。回归因素较难识别，可通过采用对照组、重复测量的方法以减少回归因素对项目效果的影响。

4. 选择偏倚　在健康教育与健康促进项目的研究中，为了消除时间因素、测量因素和回归因素对评价效果的影响，需要设立对照组。如果研究组与对照组的主要特征指标不一致或差异太大，则会使研究结果发生偏倚。这种由于研究对象选择不当所致的研究结果偏离真实的现象，称选择偏倚。采用随机方法分组可克服选择偏倚。

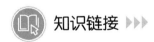 知识链接 ▶▶▶

随机分组和盲法设计

随机分组是指将研究对象随机分配到两个或多个组中的方法，每个组接受不同的干预方法或处理，以评估不同干预方法的效果。通过随机分组，研究人员可以避免研究结果受到个体差异的干扰，确保各组之间的比较是公正且客观的。

盲法设计是指在研究过程中，研究对象或研究者对干预方案的信息被限制，使得研究结果更加客观和可靠。在单盲设计中，研究对象不知道自己所接受的干预方法是哪种，这样可以减少心理因素对结果的干扰。双盲设计则是研究对象和研究者都不知道每个组接受的具体干预方法，只有在研究结果完全分析完毕后，才对比较组进行解盲处理，以防止主观因素对分析结果的干扰。

5. 失访偏倚　在项目的执行与评价中，目标人群有可能由于某种原因中断或不能继续被干预或评价，称为失访。当失访比例过高（超过 10%）或为非随机失访时，将导致评价结果偏离真实，称为失访偏倚。因此，在评价中，评价者应当对应答者与失访者的主要特征进行比较，以鉴别是否为非随机失访，从而估计产生失访偏倚的可能性与程度。如果存在失访偏倚的可能性，应采用意向治疗分析（intention to treat analysis，ITT）予以消除。

【**课堂讨论**】思考在项目评价中如何减少或者避免这些因素对结果的影响。

四、项目评价的步骤

健康教育与健康促进项目评价的步骤一般包括：了解项目需求信息、确定项目评价问题、报告和推广项目评价结果。

项目评价的步骤

（一）了解项目需求信息

在项目评价中，首先需正确识别项目评价结果的使用者，明确他们希望从项目中获得的信息。健康教育和健康促进项目使用者一般可分为政策制定者、项目资助者、项目管理者、项目受益者和项目潜在使用者五类。各类使用者对项目信息的需求不同，具体如下。

1. 政策制定者和项目资助者　这两类使用者更关注项目的整体效果，能否帮助解决更广泛的健康问题。如项目是否应该继续或终止、是否能够推广、项目策略是否需要调整、是否需要增加投入等。

2. 项目管理者　这类使用者更关心项目实施的具体细节，是否按照项目设计方案严格执行项目。

3. 项目受益者　项目受益者更关心项目能否改善其健康，项目的效果、收益和费用等。

4. 项目潜在使用者　项目潜在使用者虽然不直接参与当前项目，但未来可能利用项目成果或模式进行资源整合或拓展相关应用，因此会基于自身需求关心项目的可移植性、实用性、创新性和可持续性。

在项目评价中，及时地将评价结果报告给使用者，可以使其掌握项目进展情况，以便加强对项目的控制，及时纠偏；同时，项目评价结果可以帮助决策者对是否继续支持项目作出客观判断；此外，项目评价结果可为扩大项目范围、推广项目经验等提供依据。

（二）确定项目评价问题

项目评价的实施就是回答项目评价问题，应将评价问题集中在利益相关者所关注的问题和信息需求上，根据现有评价技术、数据可得性、评价可操作性和社会伦理标准，通过与利益相关者共同协商确定。利益相关者可能会提出更多的评价问题，但项目评价的资源有限，不可能回答所有问题。因此，应事先确定优先回答的问题。常用的评价问题如下。①该项目是否有效？为什么有效？解释项目的有效性和项目有效性形成的机制。②项目的效果（包括非预期的和长期效果）是什么？效果能持续多久？③项目费用多少？项目已经使用多少资源量？④项目具有成本效益吗？⑤项目对象或项目人员怎么看待这个项目？⑥项目让其他人群也同样受益吗？⑦应该怎样改进项目，确保项目目标实现？项目是否达到预定的目标和要求？终止还是继续执行？⑧如何推广应用该项目？

（三）报告和推广项目评价结果

评价报告应包括以下内容：评价目的、人员组成、评价内容与方法、评价时间安排、评价结果、项目成功经验与不足之处、改进建议等。一份完整的评价报告应尽可能清晰，使用易于理解的语言，避免使用难懂的专业理论和术语；采用图和表等直观的信息传递方式，应避免使用复杂的表格和方程式。评价报告完成后，一方面要向有关领导部门报告结果，使领导部门了解情况，以便于卫生决策部门做出进一步的决策；另一方面，要向被评价单位反馈评价结果，推广项目成功的经验，改进项目设计、实施中的不足之处。

 学习小结 ▶▶▶

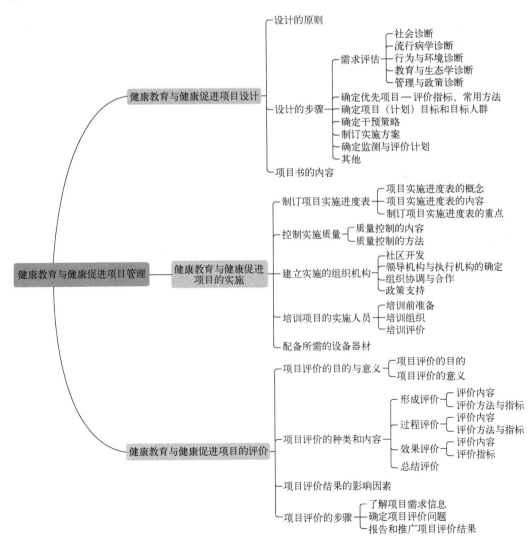

目标检测 ▶▶▶

一、单选题

1. 高血压健康促进项目的结局评价是评估目标人群的（　　　）。
   - A. 有关高血压知识的变化
   - B. 饮食行为的变化
   - C. 测量血压技能的变化
   - D. 高血压控制率的变化

2. 一项对控制吸烟的干预研究中，对观看录像的参与人数的评估是属于（　　　）。
   - A. 形成评价
   - B. 过程评价
   - C. 近期效果评价
   - D. 远期效果评价

3. 许多研究显示，吸烟与肺癌的关联性非常强，吸烟者越多，患肺癌的人数越多，吸烟量越大，发生肺癌危险性越大，且目标人群中吸烟行为形成不久，易于改变，该行为属于（　　　）。
   - A. 高可变行为
   - B. 低可变行为
   - C. 重要行为
   - D. 不重要行为

4. 健康教育一级目标人群是指（　　　）。
   - A. 行政决策者
   - B. 经费资助者
   - C. 有健康需求者
   - D. 对计划成功有重要影响者

5. 下列属于形成评价在计划执行前或执行中对计划内容所做的评价的阶段是（　　　）。
   - A. 全过程
   - B. 早期
   - C. 中期
   - D. 晚期

6. 政府决策者、经济资助者和其他对计划的成功有重要影响的人，属于目标人群的级别是（　　　）。
   - A. 一级
   - B. 二级
   - C. 三级
   - D. 四级

二、多选题

1. 健康教育诊断包括（　　　）。
   - A. 社会诊断
   - B. 环境诊断
   - C. 流行病学诊断
   - D. 行为诊断
   - E. 教育诊断

2. 健康教育与健康促进方案设计原则包括（　　　）。
   - A. 目标指向原则
   - B. 参与性原则
   - C. 针对性原则
   - D. 可行性原则
   - E. 灵活性原则

三、判断题

（　　　）1. 根据优选四表格，不可变、重要的行为一般不予考虑。

（　　　）2. 项目书撰写时目标要制订得具体、可测量、可实行。

（初晓艺　杨林　韩子德）

第六章
特定人群健康教育

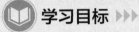 学习目标 ▶▶▶

知识目标：

    1. 掌握老年人、女性、儿童健康教育的内容。

    2. 熟悉老年人、女性、儿童健康教育的注意事项。

    3. 了解老年人、女性和儿童的生理与心理特点。

技能目标：

    能够根据特定人群生理心理特点，对特定人群进行健康教育。

素质目标：

    1. 培养尊老、爱老的为老服务意识。

    2. 树立关爱生命、关爱妇女儿童身心健康的服务理念。

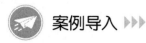 **案例导入** ▶▶▶

某城乡接合部居民张大爷，男，71岁，丧偶，生活能够自理，搬到城里与女儿同住，但女儿较忙，张大爷平时较少与社区居民交往，平常自己看电视、散步。最近女儿感觉张大爷精神不振，吃不下饭，测血压、血糖均正常，到医院就诊，考虑轻微脑梗死，无明显肢体活动障碍。后发现张大爷感冒后自行到药店买药，为防止感冒加重，服药半月余。

根据上述内容：

1. 试分析张大爷可能的健康问题是什么。

2. 如何对张大爷开展健康教育，注意事项有哪些？

第一节　老年人健康教育

人口老龄化是世界人口发展的必然趋势和必然结果，我国是世界上老年人口数量最多的国家，也是人口老龄化发展速度最快的国家。预计到2040年，我国人口老龄化进程达到顶峰。科学看待人口老龄化的进程，全面建立有利于老年健康事业发展的体系，加强对生命全周期的管理，老年人健康教育必先行。

一、老年人的生理和心理特点

老年人的生理和
心理特点

（一）老年人的生理特点

1. 认知和反应能力降低　随着年龄增长，老年人感知觉、视听力、记忆力、学习能力呈现不同程度的下降。具体可表现为动作迟缓、认错人、听错话、健忘、难以集中注意力、学习能力下降。因此，很多老年人愿意遵照老习惯做事、不愿接受新事物或者新改变。

2. 机体适应能力下降　老年人相比年轻时期，其器官功能、机体调节能力等均有不同程度的下降，导致在外部环境变化时，机体调节和适应能力下降。大到气候改变、季节变化，小到道路、居所变换及睡眠环境变化，都可能引起健康问题。

3. 机体免疫调节能力降低　老年人组织器官功能减弱，免疫力下降，一旦患病或者出现外伤，常导致一系列健康问题的出现。冬季流感如果处理不及时，可引发肺炎，甚至心肺多器官功能衰竭等严重并发症。

4. 亚健康状态　老年人是亚健康状态的易发人群。亚健康是介于健康和疾病之间的健康低质量状态，表现为一定时间内的活力降低，但又不符合有关疾病的临床诊断标准。老年人亚健康状态的突出表现是疲劳症状多（包括心理疲劳和躯体疲劳），以及与疲劳相伴发生或由疲劳引发的系列症状，休息后难以消除或缓解。老年人长期处于亚健康状态，可导致疾病发生。

（二）老年人的心理特点

1. 心理上的衰老感　心理上的衰老感多由生理功能的减退而引起。人体功能衰退导致的动作迟缓、反应迟钝、记忆力减退等直接影响着老年人与外界的交往和接触，导致心理活动能力下降，进而产生心理上的衰老感。

2. 孤独和失落感、心理承受能力下降　离退休是老年人的重要人生转折点，老年人经历人际关系变迁，社会地位起落，同时子女们多已成家立业或远在他乡，老年人内心难免产生孤独和失落感，心理学称之为老年"离退休综合征"。表现为沉默寡言、意志消沉，或者急躁易怒。随着心理活动能力的下降，老年人总体心理承受能力降低，对事件承受能力降低，情感变得脆弱，情感和情绪易波动。表现为易怒、焦躁不安，对家人情感依赖性增强，渴望陪伴和倾听，对外表现为明显固执。

3. 焦虑抑郁倾向　随着机体适应能力下降、离退休、丧偶、子女成家、朋友患病及亡故等事件的发生，老年人常出现焦虑、抑郁等负面心理情绪问题。随着生活自理能力下降，老年人在外出就医、走亲访友等生活事务方面，需要不同程度地依赖他人协助完成。严重失能的老年人基本生活也需要别人协助。由此，老年人逐渐失去对自主生活的控制，心情难免焦虑或抑郁。当悲伤或者绝望情绪持续超过两周且影响日常生活工作和人际关系时，老年人很有可能会患上抑郁症。有研究显示，近年来抑郁逐渐成为老年人自杀的首位原因。

二、老年人健康教育的内容

1. 建立健康的生活习惯　安全、卫生、舒适的日常生活，对健康至关重要。首先，做好个人卫生，保持皮肤和口腔清洁；衣服宽松合体、轻便保暖、勤洗勤换；鞋袜宜轻软适足、透气防滑。其次，注意营造安全舒适的家庭环境，房间、盥洗室内安装防滑设施，楼梯加装扶手，防止跌倒；室内照明良好，保持空气新鲜和合适的温度、湿度。最后，生活规律，起居有常，晨醒缓起几分钟，进餐、睡眠有规律，戒烟限酒。

2. 全面、均衡、适量的营养与膳食　"杂食者、美食也，广食者、营养也"。老年人膳食应以成年人的均衡饮食为基础，符合老年人的生理特点，要满足低热量、充足蛋白质、少量脂肪、多种维生素和无机盐的基本要求。此外，老年人牙齿不全，咀嚼能力较差，消化功能减退，食物的烹饪加工应软烂、易咀嚼、易消化。合理的膳食有助于控制如糖尿病等慢性病的发展。

3. "动静结合"，科学适量运动　生命在于运动，运动锻炼要科学，并不是越多越好。对于老年人，具备一定的运动能力和素质，可以让老年人"活得好"。运动可以改善大脑功能，起到预防和延缓认知功能障碍发生发展的作用。老年人适量运动要把握"三五七"原则："三"指每天步行最好三千米，时间在三十分钟以上；"五"指每周步行五次，有规律的健身运动才有效；"七"指运动要适量，运动是否适量最简便的测量方法就是自测脉搏，其参考公式为运动后的心率=170-年龄，比如60岁的人，运动后心率在110次/分钟较为合适。老年人运动时机的选择一定要顺应天时和天气，按照"春生、夏长、秋收、冬藏"的四季变化规律，选择春夏晴好天气进行锻炼，秋冬寒冷天气则要减少户外运动，多休息。

老年人健康教育的内容

4. 慢性病的预防和管理　高龄是慢性疾病的主要危险因素之一，多数老年人患有慢性疾病，甚至有两种及以上慢性疾病。目前对老年人健康影响较大的慢性疾病有原发性高血压、脑血管疾病、恶性肿瘤、糖尿病、慢性阻塞性肺疾病、骨质疏松等。老年人往往同时患有多种疾病，服用多种药物联合治疗，因而需要进行相关疾病和药物知识的学习。通过指导老年人科学合理用药，可以有效地协助老年人控制上述疾病，避免不合理使用药物带来的次生伤害。

5. 意外伤害的预防　由于视听力、神经肌肉平衡调节能力及心肺功能下降，老年人跌倒、猝死等意外事件发生率高。跌倒是造成老年人残疾或者丧失独立生活能力的常见原因。因此老年人需要特别注意做好生活防护措施，起居动作要轻缓，行走时给予必要的帮助，外出时最好结伴出行，进行家庭安全性评估，卫生间加装防滑设施和安全扶手等。

【课堂讨论】根据老年人的生理和心理特点，思考老年人的安全风险有哪些。如何对养老机构的老年人进行安全方面的健康教育？

6. 对疾病与死亡的认知　天地有"生长化收藏"，人有"生长壮老已"。老年期是必须经历的阶段，这是生命存在与发展的必然规律。人要知老服老，承认自己已经进入老年期这个事实，在生活的各方面量力而行、循序渐进。然而，心态不要老，自觉排除"老"的意识中的消极成分，在社会现实中寻求自己的新天地。积极预防治疗疾病，正确看待衰老、疾病和死亡。

7. 老年人的情绪管理　由于社会角色的转变，复杂的家庭关系及健康状况的恶化，老年人常有负面或消极的情绪产生，而负面或消极的情绪又会导致其社会适应能力的缺陷，甚至导致疾病的发生。情绪管理就是发现不良情绪，并采取有效手段进行调节，帮助老年人建立良好正面情绪的过程。可采用的方法有自我认识与接受、适度宣泄、注意力转移等。此外，还应注意老年人情绪管理的外部环境调节，要满足老年人的生理需求、社会需求和家庭需求。

 知识链接 ▶▶▶

近年发布的应对人口老龄化的主要政策文件

近年来，我国政府在积极应对人口老龄化、构建老年友好型社会、推动老龄事业和产业发展等方面进行了一系列战略部署。

1.《"十四五"健康老龄化规划》（2022年2月7日），该规划旨在满足老年人健康需求，提升老年人健康水平，促进健康老龄化，提出了相关目标和措施。

2.《关于推进基本养老服务体系建设的意见》（2023年5月21日），首次确定了推进基本养老服务体系的内涵和主要任务，明确了政府、社会、市场和家庭在基本养老服务中的职责定位，明确了基本养老服务涵盖物质帮助、照护服务、关爱服务等主要内容。

3.《关于加快发展农村养老服务的指导意见》（2024年5月8日），该文件强调了发展农村养老服务的重要性，并提出了具体的工作目标和指导意见。

4.《关于发展银发经济增进老年人福祉的意见》（国办发〔2024〕1号）于2024年1月

15 日发布，文件提出了 26 项举措，包括扩大老年助餐服务、发展社区便民服务、优化老年健康服务、丰富老年文体服务等。此外，还提出了加强科技创新应用、推进产业集群发展、强化老年用品创新等多项具体举措，预计到 2035 年，银发经济规模有望达到 30 万亿元左右。

三、老年人健康教育的注意事项

老年人健康教育的注意事项

1. 摆正位置和心态　"老吾老，以及人之老"，指出我们要尊敬自己的父母，同时也要尊敬别人的父母。与年轻人相比，老年人是一幅历经沧桑的丰满画卷。教育者为其进行健康教育时应该注意态度诚恳、谦恭有礼，认真倾听请教、评估分析他们对于相关问题的理解认识。老年人可能因健康问题而产生焦虑和恐惧，应关注其心理需求，及时给予心理上的支持和安慰。

2. 教育内容结合实际，尊重个体差异　老年人无论是思维还是生活习惯都已经形成定式、不易改变。因此，健康教育的主旨是在其原有生活习惯和行为基础上，改善、调整、理顺，以期有所提高，而不是脱离实际地制订全新的行为和生活方式。老年人的健康状况、文化背景、生活习惯等各不相同，要尊重这些差异，提供个性化的教育方案。强调实用性，重点传授与老年人日常生活密切相关且实用的健康知识和技能，如合理饮食、适度运动、安全用药等。

3. 多样化的教育方法　老年人记忆和学习能力呈现不同程度的下降，可根据教育主题和内容选择合适的方法，以座谈、同伴分享、讨论为主，辅以视频、实物演示。此外，还应鼓励互动交流，给予老年人充分的机会提问和表达自己的观点，及时解答他们的疑惑。引入新知识、新疗法时往往需要多种方法分步骤完成，包括现场讲解、演示、实操，回家练习、发现问题，向教育者反馈、讨论解决等。

4. 邀请家人或者照顾者一起参加　老年人的记忆力可能较差，重要的信息需要多次重复，以帮助他们更好地记住。鼓励家属和照顾者一同参与健康教育，以便在日常生活中帮助老年人落实健康措施。健康教育的最终目的是促成健康行为的改变，否则只是纸上空谈，不解决实际问题。

 人文与健康 ▶▶▶

老吾老，以及人之老——中国传统敬老文化

中国传统敬老文化源远流长，不仅体现在对老年人的物质和精神关怀上，还体现在社会治理和道德教育中，影响着中国人的价值观念和社会行为。孔子强调了对老年人的尊重和赡养，认为尊敬老年人是人与动物最大的区别。《礼记》中记载的"五十不从力政，六十不与服戎"，体现了对特定弱势老人群体的特别关照。《礼记·乡饮酒义》中提到，乡饮酒礼上，根据年龄长幼所形成的秩序，向百姓传达养老、尊老的道德观念。此外，古代中国还有"三老五更"制度，将有智慧的老年人安置在学校中，为学生答疑解惑，体现了对老年人知识和经验的重视。汉代的三老制度，通过尊老敬老来维护社会秩序和传递道德教育。

在新时代，中国依然强调尊老、敬老、爱老、助老的传统美德，习近平总书记关心老年群体、重视老龄事业，推动这些美德在全社会蔚然成风。同时，积极老龄观在中华优秀传统文化中有着丰富的内涵，如"老有所终"的敬老文化、"老吾老，以及人之老"的孝老文化、"老当益壮"的养老文化，这些都对社会发展具有重要意义。

根据上述资料，思考如何将中国传统敬老文化和积极老龄观相结合，开展健康教育。

第二节　女性健康教育

女性是现代社会的重要组成部分，同时也是家庭生活与健康的主角，由于其自身生理结构的特殊性，她们的健康状况对家庭和社会具有重要的影响。做好女性特别是家庭主妇的健康教育工作，应该成为健康教育的重要一环。

一、女性的生理和心理特点

女性的生理
和心理特点

（一）女性的生理特点

1. 性成熟期（生育期）　约从 19 岁开始，持续 30 年左右。此期的特征为卵巢功能成熟并分泌性激素，引起周期性排卵和行经。女性具有旺盛的生育能力，其心理反应也因人而异。应做好月经期、孕期、分娩期、产褥期、哺乳期的健康教育和计划生育的指导工作。

2. 围绝经期（更年期）　包括绝经前后的一段时期。一般始于 40 岁，历时 10～20 年，是女性自有生育能力的性成熟期进入老年期的一个过渡时期。主要表现为卵巢功能逐渐减退，月经不规则，直至绝经，生殖器官开始逐步萎缩，丧失生育能力。

（二）女性的心理特点

女性的心理特征主要表现在以下两点。

1. 感情细腻，富有同情心　女性往往对情感的体验更为细腻，更善于表达和感受各种情绪，如喜悦、悲伤、同情等。受生理特征及性格的影响，女性一般比较容易留意带有情感特征的生活事件，女性易把自己代入进这些事件之中，产生与事件相应的情感变化和情绪活动，对与自己无关或不太相关的生活事件产生心理应对。女性常常对发生在自己身上或自己周围的情况进行自我暗示，并在暗示的过程中产生较剧烈的情感变化，产生与实际相脱离的情绪活动。女性大多富有同情心，特别是对发生在亲朋好友、同事，甚至不相识的人身上的不幸事件，极易引发自己心中的共鸣，与人同悲，与人同愁。女性一般难以忍受发生在自己身边的让人悲哀的事，哪怕受害对象是讨人喜欢的动物或植物。

2. 情绪价值需求高，应激能力差　女性在生活和情感方面，更渴望稳定、安全的环境和关系，思考问题时可能更细致、周全、注重细节。女性对家庭未来的生活有自己美好的愿望，对社会环境中的人际关系也颇为在意，而且在某些特定的情况下，强烈希望客观现状符合自己主观意识的动机。女性的内在情感相对不易深藏和掩盖，在碰到不良刺激时，大多在自己的情绪上表现出来。在遭受悲哀刺激时，女性多会通过哭泣，让眼泪冲刷掉心中的痛苦。女性受性格、经历等的影响，在突然性的或较剧烈的紧张刺激来临时，其耐受能力相对较低，应对重大生活变故的能力较差。

女性健康
教育的内容

二、女性健康教育的内容

（一）孕产妇健康教育的内容

1. 产前检查 初查于孕 12 周前一次，孕 20～36 周检查 3～5 次，凡可能出生有缺陷儿者应尽早考虑终止妊娠，对于继续妊娠者应每周（农村每月）检查一次，直到安全分娩。若发现有高危因素存在时，应及时检查并果断处理，加强监护与特殊管理。

2. 高危妊娠筛查 通过产前检查及时筛出高危因素，并立即进行监护和特殊管理，掌握其对母婴健康的危害程度，对高危孕妇进行专册登记，卡、册要逐项填写并及早转到上级医疗保健单位诊治。结合胎儿成熟度的预测和胎盘功能，选择对母儿有利的分娩方式适时分娩。凡属禁忌证者，尽早终止妊娠。

3. 产时保健 注意分娩先兆，认真执行接产常规，正确处理分娩并开展无痛分娩，提高接产质量，重点做好防滞产、防感染、防产伤、防出血、防窒息，加强对高危产妇分娩监护。健康教育应宣传围生期的生理和卫生知识，促进产妇身体和精神尽早恢复。

4. 新生儿保健 及时掌握新生儿健康状况，并进行重点监护，对出生 24 小时内的新生儿注意保暖，严密观察，正常新生儿应争取 6～12 小时之内哺乳，提倡并教育母亲母乳喂养。用母乳喂养的孩子较其他方式喂养的孩子患病少，营养不良也较少发生。出生后头 4～6 个月，只有母乳才是婴儿最好的食物和饮品；出生后应尽可能早地用母乳喂养婴儿，母乳喂养应持续到婴儿出生后的第二年。

（二）生理期健康教育的内容

1. 月经期健康教育的内容 女性应该认真学好月经期的生理卫生常识，以便合理地安排饮食起居，情志调和，控制自我情绪，防止月经期相关疾病的发生。

（1）保持外阴部的清洁卫生 要经常用温水清洗外阴，最好早晚各洗一次。清洗时不要坐入盆中，防止污水进入阴道。所用洗盆和毛巾要与洗脚用具分开，要个人专用，以免互相传染，引起炎症，擦拭阴部或大便后擦拭肛门时，要从前向后擦拭，以免把肛门周围的细菌带入阴道。

（2）正确使用卫生用品 卫生巾要柔软、清洁、吸水性强，严格消毒，卫生用品打开包装后要注意保持清洁，卫生巾要勤换，每次更换前要洗手，不要碰脏接触外阴处的垫面。

（3）注意保暖 月经期间，身体抵抗力下降，盆腔充血，要注意保暖。要特别注意不要使下半身着凉。不要坐凉地，睡凉席，洗凉水澡，用凉水洗脚，尽量避免被雨淋。即使夏天也要注意，不要过多地喝冷饮。因为月经期间，如遇寒冷的突然刺激，子宫和盆腔里面的血管极度收缩，可使月经过少或突然停止。着凉后，还容易引起卵巢功能紊乱，导致月经失调。另外，着凉后也容易感染其他疾病。

（4）避免剧烈运动和重体力劳动 月经期间要注意休息，保持充足的睡眠，以增加机体的抵抗力。要避免剧烈的体育运动和重体力劳动。运动量过大会引起经血过多、经期延长，甚至闭经。月经期间可参加一些轻度的运动和劳动，以促进血液循环，利于行经。

2. 更年期健康教育 更年期是女性生命中的一个重要阶段，是女性卵巢功能减退到功能完全丧失的过渡期。受性激素减退的影响，女性容易出现一系列的身体和心理症状，被称为更年期综合征。更年期综合征常见的症状包括生理症状和心理症状。生理症状包括潮热出汗、月经不规律、阴道干燥、失眠和疲劳、关节疼痛和僵硬等；心理症状包括情绪波动，记忆力和注意力下降，自我认同感下降等。更年期健康教育的内容包括以下五点。

（1）健康知识普及　向更年期女性普及相关健康知识，如更年期症状、应对方法等，帮助女性了解更年期综合征的自然过程，减少恐慌和焦虑情绪。

（2）生活方式管理　①饮食调理：增加高纤维食物的摄入，如谷类、蔬菜、水果等，减少摄入盐和油脂。②合理运动：适量进行有氧运动如散步、游泳等，有助于舒缓症状和提升心理健康。③规律睡眠：保持良好的睡眠质量，养成规律的作息习惯，避免熬夜和过度疲劳。

（3）心理调适　①寻求支持：和家人、朋友或专业心理咨询师进行交流，倾诉内心感受。②放松技巧：学习有效的放松技巧，如深呼吸、冥想等。③培养兴趣爱好：培养有助于缓解压力的兴趣爱好如读书、绘画、旅行等。

（4）定期体检　树立定期体检的意识，定期检查身体健康状况；接受妇科检查，了解子宫、卵巢健康情况，及时发现问题并进行治疗。

（5）药物治疗　前往医疗机构就诊，必要时在专业医生的指导下进行药物治疗。根据医嘱正确用药，避免滥用药物和自行停药。

【课堂讨论】结合女性的生理心理特点，思考对更年期女性进行健康知识普及，可采取哪些方法和形式。

（三）其他健康教育内容

1. 妇科病健康教育　通过各种渠道，采取多种方式，对不同层次女性进行妇科病防治知识教育，使她们掌握妇科病的预防及早期症状，并能进行自我防护和及早就医。定期普查女性多发恶性肿瘤，如宫颈癌、乳腺癌。只有定期进行防癌普查，才能早发现、早诊断、早治疗，提高治愈率，降低死亡率。此外，定期普查还能发现宫颈炎、阴道炎、卵巢瘤、子宫肌瘤等。

2. 心理健康教育　女性受生理和心理特征的影响，较男性更易发生心理疾病，通过积极的健康教育，及早发现不良情绪，并采取有效手段进行调节。科学合理的心理健康教育可以帮助女性更好地应对生活中的各种压力和挑战，培养积极应对困难的能力，减少心理脆弱性。

3. 美容保健教育　随着生活水平的提高，人们对美的要求也不断提高，尤其是女性接受美容的比例日益提高。为了防止美容毁容事件的发生，应该指导女性正确选择化妆品及医疗美容服务，告知美容手术应注意的事项，传播健康的美容观。

三、女性健康教育的注意事项

1. 方案应切实可行　制订女性健康教育实施方案时要注意不同女性人群的文化素质、心理素质和承受能力以及不同地区的社会发展、经济文化和

女性健康教育的
注意事项

风俗习惯等的差异，方案设计应符合本地区女性健康教育需求，目标、计划和实施方案应切实可行，促进有利于女性健康教育的外部条件的形成，建立健全与女性健康教育有关的机构，改变束缚女性发展的陈规陋习，破除迷信等。

2. 充分理解尊重女性 在健康教育实施过程中要注意：女性对健康教育往往比男性更加关注和迫切，参与健康教育的积极性高。但因女性生理、心理变化较大，繁重的家务劳动、紧张的工作等都能影响女性接受健康教育的热情。女性健康教育中要充分保护女性健康方面的隐私。由于种种原因，对于女性家庭纠纷、性生活和生育方面的问题，要充分理解和尊重，因这些问题公开后，可能会使女性受到社会、家庭、亲人的非议，心理上产生一定的压力。保护女性健康方面的隐私，不但维护了女性的权利，而且可以保持大众对健康教育工作者的信任感，解除女性接受健康教育的顾虑，有利于女性健康教育的实施。

第三节　儿童健康教育

国际上一般将 18 岁以下的人界定为儿童，儿童在其生长发育过程中要经历新生儿期、婴儿期、幼儿期、学龄前期和学龄期。我国的儿童保健覆盖儿童从出生到 14 周岁，重点在 7 周岁以前。儿童时期是人一生中各方面生长发育最迅速的阶段，也是为健康打基础的阶段，但儿童缺乏独立生活和自我保护能力，始终是个弱势群体。加强儿童健康教育，提升儿童保健水平，才能保障儿童的健康成长。

儿童的生理和
心理特点

一、儿童的生理和心理特点

（一）学前期的生理和心理特点

3～6 岁是学龄前期（preschool period），简称学前期。学前期的特点如下。

1. 生理特点 体格生长速度平稳，学前期生长发育趋于稳定，每年体重约增加 2kg，身高增加 5～7cm。免疫系统发育尚不完善，易出现免疫性疾病。

2. 心理特点 学前期是人格发展的关键期，模仿是儿童人格发展的重要特征。学前期儿童脑发育接近成人，精细动作、言语、智力发展迅猛，语言复杂性提高，自主性增强，情绪开始符合社会规范，逐步形成理智感、道德感和美感，是人格塑造和形成的关键时期。

（二）学龄期的生理和心理特点

6～12 岁是学龄期（school age period），相当于小学阶段。学龄期的特点如下。

1. 生理特点 未进入青春期的学龄期儿童体格生长平稳增长，每年体重约增加 2kg，身高增加 5～7cm。部分女生在学龄期的中后期，会进入青春期，男生整体略微延后。由于不良的学习生活条件和习惯，脊柱发育异常、龋齿、假性近视等学生群体常见病患病率增高。此外，意外伤害与感染也是这一时期威胁儿童健康的主要因素。近些年，溺水是我国 14 岁以下未成年人非正常死亡的首位原因。这一时期是接受健康教育的最佳时期。

2. 心理特点 这一时期课程学习取代游戏成为主要学习方式，与学业相关的心理问题逐渐显现。心理发育更具有社会性,学习困难、人际关系适应不良、品行障碍等成为主要的心理问题。

(三)青春期的生理和心理特点

一般来说,从青春发育到生长基本成熟的阶段称为青春期(adolescence),是由儿童阶段发展为成人阶段的过渡时期,发生在10~19岁。青春期的特点如下。

1. 生理特点 首先,各内脏组织器官体积增大、重量增加,功能日臻成熟,各项指标达到成人标准。通过下丘脑-垂体-性腺轴调节,与生长发育有关的激素(如生长激素、甲状腺素、性激素)分泌明显增加。其次,第二性征迅速发育,进入青春期后,男女由于受到不同性激素的影响而出现一系列与性别有关的机体外部特征,从而使得男女两性的外部形态特征差别更为明显。最后,生殖系统功能发育骤然增快,到青春晚期已具有生育能力。

2. 心理特点 随着体格的迅速增长和生殖系统的迅速发育与成熟,青春期心理发展特别是性心理发展也发生着快速的变化。其心理发展过程中常呈现性生理发育迅速成熟与性心理相对幼稚的矛盾、自我意识迅猛增长与社会成熟相对迟缓的矛盾、情感激荡要求释放与外部表露趋向内隐的矛盾,从而容易出现青春期特有的心理-行为问题。这一时期是青春期心理健康问题的高发期。

二、儿童健康教育的内容

儿童健康
教育的内容

(一)学前期健康教育的内容

学前期健康教育的内容主要包括以下几个方面。

1. 身体健康教育 主要包括良好饮食习惯、良好卫生习惯、良好作息习惯的培育,以及生活自理能力的培养等。安全教育主要包括交通安全、电与气的安全、游戏安全、食物安全等。

2. 心理健康教育 学龄前期心理健康状况将会给儿童带来一生的影响,各部门及家庭应高度重视,并采取多种形式开展健康教育。心理健康教育内容包括健康的人生观,现实的知觉,人际交往培养,基本的社会行为规则,注意力培养,好奇心与探究欲,发展认识能力,性格塑造,适应幼儿园的集体生活,情感教育等。

(二)学龄期健康教育的内容

1. 健康行为与生活方式 学龄期是健康行为与生活方式培养的关键时期,应教育儿童逐步养成良好的饮食起居习惯、生活卫生习惯和运动习惯等。

2. 疾病的预防 学龄期儿童要了解以下常见病和传染病的基本预防知识:①常见呼吸道传染病(流行性感冒、水痘、流行性腮腺炎、麻疹、流行性脑脊髓膜炎等)、肠道传染病(细菌性痢疾、伤寒与副伤寒、甲型肝炎等)以及肠道寄生虫病(蛔虫病、蛲虫病等)对健康的危害与预防;②常见的与健康生活方式有关的成年期疾病(肥胖、高血脂、高血压、糖尿病等)的早期预防;③懂得接种疫苗是预防传染病最有效、最经济的措施,同时应当按照免疫程序积极参与疫苗的接种;④了解营养素缺乏对健康的危害与预防,如缺铁性贫血、碘缺乏病;⑤流行性出血性结膜炎(红眼病)的预防等。

3. 生命安全教育　意外伤害死亡已成为儿童死亡的首位死因，也是儿童致残的主因。未成年人是溺水的高危人群，在我国，溺水是 1～14 岁未成年人非正常死亡的首位原因。交通伤害是导致儿童伤残的重要因素。未成年人意外伤害主观上存在无知危险、无视警示、好奇心理、侥幸心理、恐惧心理、技能缺失等特点。通过未成年人生命安全教育筑牢青少年安全防线，守护未成年人生命安全。

4. 心理健康指导　学龄期是心理发育的重要转折时期，应注重加强儿童学习和人际关系有关问题的心理教育指导。主要包括：情感教育、行为习惯的培养、人格的塑造。

【**身临其境**】学校组织一次面向小学生的健康科普教育讲座，老师指定你和小组成员负责，请和小组同学讨论面向小学生的健康教育内容和形式，有哪些注意事项。

（三）青春期健康教育的内容

1. 生理卫生知识教育　包括男、女第二性征出现及各个时期生长发育的特征及保护措施。养成良好的起居卫生习惯，如要经常更换内裤，保持外生殖器清洁，内裤最好选用透气性好的棉织品，要略微宽松一些。学习常见卫生保健知识，女性在青春早期，生殖系统发育尚未完全成熟，会出现短期闭经或月经周期紊乱、痛经、经量过多或过少等情况。

2. 心理健康教育　愉快的情绪，解除不必要的心理压力，建立健康的人生观，良好的人际关系，正确的异性交往，不早恋，培养积极向上、乐观的情绪。

3. 性健康教育　随着社会的开放，外来文化的冲击，大众传媒的无孔不入，处于青春期的孩子难以避免受其影响。由于性问题的个别性与隐私性，在家庭中对孩子进行性健康教育是最好的途径。如果这些性知识不正确，那么后果不堪设想。因此，家长首先要接受性教育，树立正确的性价值观。家庭中的性健康教育主要包括以下几个方面。

（1）性生理教育　向青少年传授科学的性知识，包括男女生殖器官的解剖、生理学知识；青春期发育的表现和卫生（第一和第二性征）；月经和遗精；生育过程；避孕和计划生育等知识。

（2）性心理教育　指导青少年认识性是人类正常功能，包括解除少女对月经、少男对遗精的恐惧和忧虑；消除对性器官变化的担忧；克服性冲动的困扰等。

（3）性道德教育　指社会道德和个人品质体现在男女两性间的道德规范和行为准则。青春期性道德教育是指青春期阶段联系和调整男女青少年之间关系的道德规范和行为准则。

（4）性安全教育　指导青少年正确、全面地认识性，预防与性有关的健康问题，保护自身性行为，免受性侵害。加强性纯洁教育，提倡婚前性纯洁，帮助未成年人学会识别不安全环境，培养性防范意识，学会处理性侵害的技能，必要时可向家庭、学校及社会机构寻求援助。

儿童健康教育
的注意事项

三、儿童健康教育的注意事项

1. 创建良好的教育环境　包括良好的人际环境、事物环境和物质环境，以激发和促进儿童、家长和教师参与健康教育活动的积极性。筑牢儿童健康教育防线刻不容缓，需要学校、家长、社区等多方发力，共同守护儿童健康安全。针对群体儿童可采取课堂授课与参与式教学相结合的方式，开展综合性全方位健康教育，达到教育方法优势互补，可显著提高教育效果，保证健康教育目标的实现。

2. 开展个性化健康教育 针对不同年龄儿童身心发育特点及其生活习惯的不同，选择合适的教育内容和方法，循序渐进，由简到难；同时，应结合每个儿童的个性特征采取适合的教育手段。如学龄前儿童多采用游戏法、示范法、图片演示法、情景表演法等；学龄期儿童多采用课堂讨论、角色扮演、案例分析、游戏与视听活动、同伴教育等。

3. 正面教育为主 在开展儿童健康教育过程中运用积极的方法对儿童进行启发性引导，以说理、表扬、强化、疏导的方法，尽量消除悲观的、错误的思想和态度，激发其模仿、学习等动机，充分发挥儿童的主观能动性，帮助儿童从小树立健康的理念、正确的生活方式以及自强不息的精神，促进儿童身心健康成长。

 学习小结 ▶▶▶

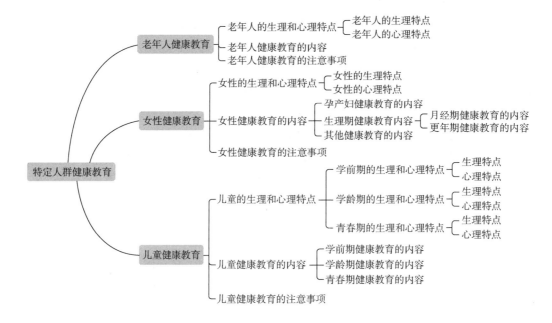

 目标检测 ▶▶▶

一、单选题

1. 不属于学龄前儿童健康教育的目标人群是（　　）。
   A. 学龄前儿童及学龄前儿童家长　　B. 社区相关人员
   C. 幼儿园园长、教师等学前教育人员　D. 商场为儿童服务的各类营业员

2. 关于学龄前儿童生理特征描述正确的是（　　）。
   A. 运动系统表现：肌肉收缩力好，容易恢复，大小肌肉群发育不同速
   B. 血液的特点：红细胞数目和血红蛋白量稳定；白细胞中中性粒细胞比例小，机体

抵抗能力差

  C.胃肠道功能不够完善，消化酶的分泌及胃肠道蠕动力弱，肠吸收能力较强，肠道位置固定

  D.视觉形成期，用眼习惯不良易引起屈光不正

 3.学前期的生理和心理特点不包括（   ）。

  A.体格生长速度平稳，生长发育趋于稳定，每年体重约增加 2kg

  B.免疫系统发育很不完善，易出现免疫性疾病

  C.人格发展的关键期

  D.意外伤害与感染是这一时期威胁儿童健康的主要因素

 4.孕前健康教育场所主要是（   ）。

  A.计划生育处、婚前检查处   B.早孕登记处

  C.产科门诊和孕妇学校   D.社区服务站、居委会、家庭内等地

 5.产前健康教育场所主要是（   ）。

  A.计划生育处、婚前检查处   B.早孕登记处

  C.产科门诊和孕妇学校   D.社区服务站、居委会、家庭内等地

 6.以下有关儿童健康教育的注意事项不正确的是（   ）。

  A.学校、家长、社区等多方发力，共同守护儿童健康安全

  B.开展个性化健康教育

  C.采用说教法为主

  D.充分发挥儿童的主观能动性

 7.更年期健康教育内容不包括（   ）。

  A.建立定期体检的意识   B.健康知识普及

  C.避免有氧运动   D.生活方式管理

 8.老年人健康教育的注意事项不包括（   ）。

  A.教育方法应尽可能单一，便于接受

  B.邀请家人或者照顾者一起参加

  C.尊重个体差异

  D.关注老年人心理需求

二、多选题

 1.学前儿童健康教育内容有（   ）。

  A.培养人际交往能力   B.安全教育

  C.锻炼生活自理能力   D.健康人生观教育

  E.适应集体生活教育

 2.老年人健康教育内容有（   ）。

  A.建立健康的生活习惯   B.全面、均衡、适量的营养与膳食

  C.慢性病的预防和管理   D.对疾病与死亡的认知

  E.意外伤害的预防

三、判断题

（　　）1. 预计到 2050 年我国人口老龄化进程达到顶峰。

（　　）2. 近些年，溺水是我国 14 岁以下未成年人非正常死亡的首位原因。

（张凯）

第七章
慢性病健康教育

 学习目标 ▶▶▶

知识目标：

1. 掌握慢性病患者健康教育的基本内容、方式和实施流程；糖尿病、高血压、恶性肿瘤健康教育的内容。

2. 熟悉慢性病患者的生理、心理特点；慢性病健康教育的对象；常见慢性病（糖尿病、高血压、恶性肿瘤）的基础知识。

3. 了解慢性病患者健康教育的注意事项；糖尿病、高血压、恶性肿瘤健康教育的目标与对象；常见慢性病的健康促进策略。

技能目标：

学会针对常见慢性病（糖尿病、高血压、恶性肿瘤）开展健康教育。

素质目标：

1. 培养关爱生命、关注健康、以人为本的医者精神。

2. 树立预防为主、公民是自己健康的第一责任人的主动健康理念。

案例导入 ▶▶▶

2022 年全球女性乳腺癌新发病例 231 万，约占全球癌症发病总数的 10%，占女性癌症发病总数的近 25%；女性乳腺癌导致的死亡例数为 66.6 万，约占女性癌症死亡总数的 15.4%。乳腺癌是全球女性最常见且致死率最高的恶性肿瘤。

根据上述内容：

1. 分析乳腺癌高发的原因。

2. 为降低乳腺癌的发病率，请针对社区女性人群开展健康教育与健康促进项目。

第一节　慢性病患者健康教育概述

慢性病全称是慢性非传染性疾病，其不是特指某种疾病，而是对一类起病隐匿、病程长且病情迁延不愈、缺乏确切的传染性生物病因证据、病因复杂且有些尚未完全被确认的疾病的概括性总称。慢性病发病率高、并发症发病率高、致残率高、死亡率高，而知晓率低、治愈率低、控制率低，并且是终身性疾病，需要长期治疗。

一、慢性病基础知识

（一）常见慢性病

常见的慢性病主要有心脑血管疾病（如高血压、冠心病、脑卒中等）、慢性呼吸系统疾病（如慢性阻塞性肺疾病、哮喘等）、慢性消化系统疾病（如慢性胃炎、慢性胰腺炎、溃疡性结肠炎等）、内分泌代谢疾病（如糖尿病、痛风、骨质疏松症等）、泌尿系统疾病（如慢性肾小球肾炎、肾病综合征导致的肾功能不全）、恶性肿瘤（如肺癌、胃癌、乳腺癌、结肠癌等）、精神疾病（如抑郁症、焦虑症、精神分裂症等）、自身免疫性疾病（如类风湿关节炎、系统性红斑狼疮、强直性脊柱炎等）、骨关节疾病（如腰椎间盘突出症、骨关节炎等）、神经退行性疾病（如帕金森病、阿尔茨海默病等）等。

慢性病虽然各属不同的器官、系统，但具备以下共同特点。①病因复杂，其发病与不良行为和生活方式密切相关。慢性病的发生与流行往往不是单一危险因素所致，一种慢性病常常是多个危险因素共同作用的结果；同时，一个危险因素也可以导致多种慢性病的发病风险增加。②起病隐匿，潜伏期较长。没有明确的起病时间，且早期常无明显症状，或症状较轻，容易被忽略。③病程较长，不可治愈。随着疾病的发展，表现为功能进行性受损或失能，且疾病一旦发生，只能做到缓解症状，但是无法治愈疾病。④可预防，需长期干预。通过对慢性病发病危险因素中缺乏运动、熬夜、不合理膳食等不良生活方式，环境因素，超重或肥胖等可改变危险因素进行干预，能够预防和延缓慢性病的发生，但需要长期坚持。⑤预后较差，经济负担大。慢性病需要终身治疗，且对疾病治疗如果不到位，就极容易诱发一系列并发症，多数需反复住院，平均医疗费用高，慢性病已经成为全球死亡与疾病负担的主要原因。

（二）慢性病患者的生理特点

慢性病患者的生理特点是复杂多样的，涉及多个系统和器官的功能改变、代谢紊乱、免疫系统失调以及身体适应能力下降。

慢性病患者的
生理特点

1. 各系统和器官功能改变

（1）心血管系统　①高血压：长期高血压可导致血管壁增厚、变硬、弹性降低，管腔狭窄，增加心脏负荷，引起心室肥厚和扩大，心功能逐渐下降；血管内皮功能受损，易形成血栓，增加心脑血管疾病的风险。②冠心病：冠状动脉粥样硬化使血管狭窄或阻塞，导致心肌缺血、缺氧，甚至心肌梗死；心肌细胞长期缺血可引起心肌纤维化，心功能下降。

（2）呼吸系统　①慢性阻塞性肺疾病：气道炎症和黏液分泌增加，导致气道阻塞，通气功能障碍；肺泡弹性减退，气体交换面积减少，出现低氧血症和高碳酸血症；长期可导致肺动脉高压和肺源性心脏病。②哮喘：气道高反应性，平滑肌痉挛，黏液栓形成，导致气道狭窄和气流受限；反复发作可引起气道重塑，肺功能逐渐下降。

（3）消化系统　①慢性胃炎：胃黏膜长期受到炎症刺激，腺体萎缩，胃酸和胃蛋白酶分泌减少，影响消化功能，可能出现食欲不振、上腹饱胀、疼痛等症状。②慢性肝病：肝细胞受损，肝功能异常，如胆红素代谢障碍导致黄疸，白蛋白合成减少引起水肿，凝血因子合成不足导致出血倾向；晚期可发展为肝硬化，出现门静脉高压、腹水、肝性脑病等并发症。

（4）内分泌系统　①糖尿病：胰岛素分泌不足或作用缺陷，导致血糖升高；长期高血糖可引起微血管和大血管病变，如糖尿病肾病、糖尿病视网膜病变、糖尿病足等；还可能影响神经系统功能，导致周围神经病变和自主神经病变。②甲状腺疾病：甲状腺功能减退症患者甲状腺激素分泌减少，基础代谢率降低，出现畏寒、乏力、水肿、心率减慢等症状；甲状腺功能亢进症则表现为代谢亢进、心率加快、消瘦、多汗等。

（5）泌尿系统　①慢性肾脏病：肾小球滤过功能降低，肾小管重吸收和分泌功能障碍，导致水电解质平衡失调及代谢废物蓄积，出现蛋白尿、血尿、水肿、高血压等症状。②糖尿病肾病：可引起肾小球硬化，最终进展为肾衰竭。

（6）免疫系统　①自身免疫性疾病：如类风湿关节炎、系统性红斑狼疮等，免疫系统错误地攻击自身组织和器官，导致炎症和损伤；长期炎症可引起关节畸形、肾脏损害、心血管并发症等。②免疫功能下降：慢性病患者由于营养状况不佳、长期使用药物等原因，免疫功能往往受到抑制，容易发生感染。

（7）神经系统　①脑血管疾病：脑梗死或脑出血后，脑组织受损，可导致偏瘫、失语、认知障碍等后遗症；多次发作可使病情逐渐加重，影响生活质量。②帕金森病：多巴胺能神经元变性死亡，导致运动迟缓、静止性震颤、肌强直等症状；随着病情进展，平衡和协调能力下降，生活自理能力逐渐丧失。

（8）肌肉骨骼系统　①骨质疏松症：骨量减少，骨组织微结构破坏，骨脆性增加，容易发生骨折；常见于绝经后女性和老年人。②骨关节炎：关节软骨磨损、骨质增生，关节间隙变窄，导致关节疼痛、肿胀、活动受限；好发于膝关节、髋关节、脊柱等部位。

2. 代谢紊乱

（1）糖代谢紊乱　糖尿病患者血糖调节失衡，血糖水平持续升高；可引起蛋白质和脂肪代谢异常，导致糖尿病肾病、糖尿病视网膜病变等并发症。

（2）脂代谢紊乱　血液中胆固醇、甘油三酯等脂质水平升高，形成动脉粥样硬化斑块，增加心脑血管疾病的发病风险。

（3）蛋白质代谢紊乱　慢性消耗性疾病如恶性肿瘤、慢性感染等，可导致蛋白质分解代谢增强，合成代谢减弱，出现负氮平衡；肾功能不全时，蛋白质代谢产物如尿素氮、肌酐等在体内蓄积。

3. 免疫系统失调

（1）慢性炎症　许多慢性病如类风湿关节炎、系统性红斑狼疮等存在慢性炎症反应，炎症介质释放，损伤组织器官；长期的炎症可引起关节畸形、皮肤损害、肾脏病变等并发症。

（2）免疫功能下降　长期患病、营养不良、药物治疗等因素可使慢性病患者的免疫功能减弱，易并发感染。感染又可加重原发病的病情，形成恶性循环。

4. 身体适应能力下降

（1）体力活动耐力降低　慢性病患者常因心肺功能受损、肌肉力量减弱等原因，在进行体力活动时容易感到疲劳、呼吸困难。

（2）对环境变化的适应能力差　气温、湿度、气压等环境因素的变化更容易对慢性病患者的身体产生不良影响，导致病情加重或出现并发症。

（三）慢性病患者的心理特点

慢性病的漫长病程和对生活的多方面影响，往往给患者带来显著的心理变化。慢性病患者常见的心理特点包括以下方面。

慢性病患者的
心理特点

1. 焦虑与担忧　对疾病的进展、未来健康状况的不确定性、并发症的出现以及治疗效果的不佳感到担忧和害怕，担心疾病对生活、工作和家庭造成负面影响。

2. 抑郁与悲伤　长期的病痛折磨、身体功能下降和生活质量降低，容易引发抑郁情绪；对失去健康和正常生活感到悲伤和失落；另外，可能出现睡眠障碍、食欲减退、兴趣缺乏等症状。

3. 愤怒与怨恨　对自己患上慢性病感到不公平和愤怒，也可能对疾病本身、医疗系统或身边的人产生怨恨，有时会将这种情绪发泄到周围的人身上。

4. 恐惧与害怕　害怕疾病带来的疼痛、残疾或死亡；对医疗检查、治疗过程、可能的疼痛、药物副作用和疾病复发产生恐惧。

5. 孤独与无助　由于疾病限制了社交活动，与外界的联系减少，感到孤独；在面对疾病的挑战时，觉得自己无法掌控局面，产生无助感。

6. 否认与逃避　不愿意承认自己患有慢性病，试图忽视或否认病情的严重性，逃避面对疾病带来的改变和治疗责任。

7. 依赖与自强的矛盾　一方面，在疾病管理和生活中需要依赖他人的帮助；另一方面，又渴望保持独立和自主。这种矛盾心理可能导致情绪波动和人际关系问题。

8.认知改变 注意力难以集中，容易分心，影响学习和信息处理能力。记忆力下降，对疾病相关知识和日常事务的记忆出现问题。

9.敏感与多疑 对医护人员和周围人的言行、态度和治疗方案过度敏感，容易怀疑自己的病情被低估或治疗不当。

10.自卑与自责 疾病导致外貌变化、身体功能障碍或工作能力下降，使患者产生自卑感；另外，也容易对自己的价值和能力产生怀疑，认为自己是家庭和社会的负担。

 知识链接 ▶▶▶

我国的慢性病防控工作进展

我国将慢性病防控纳入国家战略，构建起"政府主导、多部门协作、全社会参与"的防控体系。《"健康中国2030"规划纲要》和《中国防治慢性病中长期规划（2017—2025年）》等重要政策文件，确立了"预防为主、防治结合"的核心策略，在实践层面取得显著成效：一是健康促进网络化，通过"三减三健"专项行动、全民健康生活方式日等活动，居民健康素养水平提升至25.4%；二是疾病筛查精准化，重点癌症早诊率提高至55%，高血压、糖尿病患者规范管理率分别达70.2%和69.7%；三是医保政策创新，通过药品集中采购使胰岛素均价降幅达48%，谈判药品累计为患者减负超3000亿元；四是智慧医疗赋能，电子健康档案建档率超90%，AI辅助诊疗系统在基层推广应用。当前慢性病防控仍面临多重挑战，如老龄化加速使带病生存人口突破2亿，危险因素防控存在城乡差异等，随着体系化建设加速，数字技术的深度应用，精准防控的升级，慢性病早死率有望进一步降低，健康预期寿命将会进一步提升。

二、慢性病患者健康教育的实施

（一）慢性病健康教育的对象

慢性病健康教育的对象包括慢性病患者、家属、照护者及高危人群，也包括一般个体。慢性病患者的健康教育是一个长期、持续的过程，需要医护人员、患者及其家属的共同努力。

（二）慢性病患者健康教育的基本内容

对慢性病患者开展健康教育的目的是帮助患者了解疾病的发生发展、症状、治疗方法和预后，提高疾病认知；指导患者养成良好的生活习惯，促进健康行为；使患者掌握疾病监测、药物使用、症状识别和应急处理等技能，增强自我管理能力；帮助患者应对疾病带来的心理压力，改善心理健康；让患者明白治疗的重要性和必要性，提高治疗依从性。慢性病患者健康教育的基本内容主要包括以下几个方面。

慢性病患者健康教育的基本内容

1.疾病知识教育 疾病知识教育是慢性病患者健康教育的基础。对慢性病患者进行疾病知识教育需介绍其所患疾病的基本知识，包括疾病名称、病因、危险因素、发病机制、临床表现和症状、诊断方法等，以及教育慢性病患者了解并预防可能出现的并发症，帮助慢性病患者正确认识疾病，消除不必要的焦虑和恐惧。

2. 治疗教育

（1）药物治疗教育　正确使用药物是控制慢性病的关键。对慢性病患者进行药物治疗教育，需向其阐明所用药物的名称、用法用量、药物的不良反应及应对方法、药物的相互作用和注意事项等，并强调遵医嘱服药的重要性。

（2）非药物治疗教育　非药物治疗是指不依赖药物来预防、诊断、治疗疾病或改善健康状况的方法，常见的非药物治疗有饮食治疗、运动治疗、心理治疗、物理治疗等。①饮食治疗教育：通过合理搭配食物，控制热量、营养素的摄入，可达到维持健康体重，控制血糖、血脂、血压等目的，是控制许多慢性病发展的重要手段。对慢性病患者进行饮食治疗教育，需向其介绍饮食原则、食物选择和搭配等。②运动治疗教育：适当的运动可以帮助慢性病患者改善身体状况，提高生活质量。对慢性病患者进行运动治疗教育，应根据慢性病患者的具体情况，推荐适合的运动方式和运动量，并强调运动的持续性和规律性。③心理治疗教育：慢性病患者往往伴有心理问题。对慢性病患者进行心理治疗教育，应帮助慢性病患者认识到心理调适的重要性，并提供一些心理调节方法、心理咨询和心理支持，帮助慢性病患者保持积极的心态，增强应对慢性病的信心和能力。

3. 自我管理教育

（1）病情自我监测与管理教育　慢性病患者需要学会自我监测病情，对慢性病患者进行疾病自我监测与管理教育，应让其明白自我监测与管理的重要性。教育其掌握自我监测病情的方法，如血压、血糖等指标的测量，并掌握一些基本的护理技能，如注射胰岛素，以及如何根据监测结果调整生活方式和药物治疗。

（2）定期复查和随访教育　慢性病患者需要定期到医院复查，以便及时了解病情变化并调整治疗方案。对慢性病患者进行定期复查和随访教育，应向其强调定期复查的重要性，并告知复查的时间和注意事项。同时，还应告知其如何与医院保持联系，以便在病情变化时及时得到医学指导。

4. 生活方式教育　除了饮食和运动外，还应向慢性病患者提供其他生活方式的教育，如戒烟限酒、保持充足的睡眠、养成良好的作息习惯、避免过度劳累等。

5. 家庭护理与康复教育　教育慢性病患者及家属掌握家庭康复与护理技能，如伤口护理、康复锻炼等，促进慢性病患者康复。

6. 社会支持与资源利用教育　引导慢性病患者充分利用社会资源，如加入慢性病康复团体、寻求专业机构的帮助等，提高生活质量。

【课堂讨论】根据慢性病患者的生理和心理特点，思考如何提高慢性病患者用药的依从性。

（三）慢性病患者健康教育的实施流程

慢性病患者健康教育的流程应包含对教育对象的基本评估，确定需解决的问题，制订有针对性的目标及计划、实施的方案以及效果评价。

1. **需求评估**　在开展患者健康教育的过程中，首先需要对目标患者群体的需求进行评估。通过调查问卷、面对面访谈等方式，了解患者对健康教育的需求以及相关知识的掌握情况。根据评估结果，制订针对性的健康教育方案。

2. **制订教育目标**　在了解患者需求的基础上，制订明确的教育目标是患者健康教育的重要步骤之一。教育目标应该具体、可衡量、符合患者实际需求，以便评估教育效果。例如，教育目标可以包括提高患者对疾病治疗方案的理解和遵守程度，提高患者对预防措施的知晓率等。

3. **开发教育内容**　根据教育目标，开发相应的教育内容。教育内容应该简明扼要，易于理解，并且具有操作性。可以结合文字、图表、视频等形式，提供相关的医学知识、疾病预防和康复知识等。同时，还要根据患者的文化背景、教育水平等特点进行有针对性的调整。

4. **选择合适的教育方式**　患者健康教育可以通过多种方式进行，包括个别教育、小组教育和大型健康讲座等。在选择教育方式时，需要根据患者的需求、教育内容以及资源情况进行综合考虑。例如，对于一些特定的疾病教育，可以组织专家讲座，让患者通过听讲座获得知识。

5. **制订教育计划**　在开展患者健康教育之前，制订详细的教育计划是必要的。教育计划应该包括教育时间、地点、参与人员、教育内容等，并且需要提前通知患者。同时，还要安排好教育师资、教育材料等资源。

6. **实施教育活动**　在教育计划确定后，开始实施教育活动。教育师资应该具备专业知识和良好的沟通能力，结合教育内容进行讲解，并与患者进行互动。教育活动可以采用多种方法，如讲解、讨论、角色扮演等，以激发患者的积极性。

7. **评估教育效果**　在教育活动结束后，可以通过问卷调查、观察等方式对教育效果进行评估，包括评价人群的认知、态度、观念和行为变化，以及慢性病的发生和病情程度的变化。可分为早期、中期和远期效果评价，评估结果可用于调整和改进健康教育方案。

（1）早期效果评价　慢性病防治领导机构是否成立，并正常运转；慢性病的管理制度是否完善，并严格执行；目标人群对慢性病的知识水平是否有提高；目标人群对慢性病的态度和观念的改善情况；居民的健康档案是否建立等。

（2）中期效果评价　主要是评价目标人群的生活方式和行为的改变。包括饮食结构的变化、适度运动、戒烟限酒、慢性病患者依从性、是否自我监测、定期复查。

（3）远期效果评价　主要评价慢性病的发病率、患病率、死亡率和并发症的发生率，以及与慢性病有关的一些指标如血糖、血压、血脂、肝肾功能等。

（四）慢性病健康教育的方式

慢性病健康教育的方式包括个体教育、团体教育、个体和团体教育相结合以及远程教育。团体教育可以采用讲座或专题小组讨论的形式，专题小组讨论以及个体化的教育形式针对性更强。可根据患者需求和不同的具体教育目标以及资源条件，采取包括演讲、讨论、示教与反示教、情景模拟、角色扮演、电话咨询、媒体宣传等多种形式的健康教育。慢性病的健康教育和指导应该是长期和及时的，特别是当指标控制较差、需调整治疗方案时，或因出现并发症需进行胰岛素治疗时，必须给予具体的教育和指导，而且教育应尽可能标准化和结构化，并结合各地条件做到"因地制宜"。

（五）慢性病患者健康教育的注意事项

慢性病患者健康教育的注意事项

慢性病的治疗和管理是一个长期、终身的任务，因此，健康教育工作要根据患者的需要长期进行。健康教育者要牢记慢性病健康教育的目的，旨在逐步提升患者参与自身疾病管理的主动性，提高患者和家人的疾病知识和自我管理能力，学会适应、解决各种生活事件，胜任自我管理任务，最终达到改善健康状况、提高生活质量、降低医疗费用等目标。必要时可以邀请患者家人、照护者和朋友一起接受相关教育，在患者的日常生活中他们能给予强有力的社会支持、帮助和监督。

1. 明确患者的健康需求 慢性病患者常合并一种甚至多种慢性病，患病多年的患者除了疾病本身的问题，常合并疼痛、疲劳、焦虑等生理和心理问题，容易让患者产生"不知从何说起"的沮丧感，教育者面临"不知从何讲起"的无力感。因此，实施健康教育前，需要全面评估患者身心状态，和患者一起确定"需要解决的健康问题"，从"首要关注问题""首先需要解决的健康问题"入手，按照需要层次和问题紧迫性，分层次、步骤循序渐进。

2. 适当确定健康教育内容 健康教育者需要全面评估慢性病患者知识、信念、态度和行为情况，确定教育内容和主题。某些患者特别是年轻患者，发现自己患慢性病后，认为无药可医、未来无望，对医务人员的帮助随意敷衍，对药物治疗表现出消极抗拒态度。此时，需要进行疾病相关信念和态度教育，帮助其正确认知和对待疾病，让患者明确慢性病是可防可治的，患者的真正医生是自己，要有信心和希望；学会自我调节，以积极的态度去了解疾病，正确认识其发展过程、治疗方法和预后，勇敢面对疾病，与医生合作，积极配合治疗。如糖尿病的管理，从改变生活方式与饮食结构入手，引导患者遵从医嘱，从饮食、锻炼、血糖监测等多方面进行科学管理，以达到控制疾病的目的；重视血糖监测，就可以良好地控制血糖；医护人员应与其建立伙伴关系，加强疾病宣教和培养患者适应能力；认识精神和心理放松是糖尿病有效的辅助治疗方法，关注患者的心理状态，指导其情绪疏导，通过多种途径提升其自我管理能力。

3. 选取合理有效的教育形式 在讲座和咨询等传统健康教育活动的基础上，针对同一健康问题可以开展多种形式的健康教育活动。手机也是患者获得信息和支持的一种途径，医护治疗小组可以通过微信平台，以图片、视频等方式指导患者认识糖尿病相关知识，纠正患者的错误认知，并通过心理干预方式，消除患者的不良情绪，提高治疗依从性；指导患者及家属学会按医嘱给药、定时监测血糖、预防低血糖反应、合理膳食与运动等；引导患者与负责微信管理的医护人员进行直接交流，便于监测患者治疗情况；引导小组内患者在微信群中交流心得、经验及个人话题等，真正发挥同伴的支持与鼓励作用，促进大家相互学习。此外，可在线上组织活动，如经验分享等，既能丰富患者的业余生活，同时也便于监测患者的血糖控制情况。

4. 定期开展效果评价 患者确诊慢性病初期，需要系统、密集、多次地开展系列健康教育，帮助患者尽快适应身心变化、掌握基本知识和管理技能，胜任自我管理。随后，健康教育者可以根据患者的情况和需要，每月、每三个月、每半年对其进行需求评估，根据评估情况制订计划，进行相应的健康教育。实施教育的同时，需要注意收集资料进行教育效果评价。

阶段性的效果评价对于健康教育活动的推广以及获得相关资金和政策支持非常重要。评价项目应多样化，比如糖尿病的患者评价项目主要包括治疗依从性、体育锻炼、饮食等行为改变情况，还有血糖、血压、肝肾功能、眼底情况等基本生理指标的好转，以及睡眠质量、生活质量改善，焦虑、抑郁等心理学指标改善，特别是健康教育前后病情恶化次数、看急诊或住院次数、年度医疗费用花销等数据对比，这些都是说明健康教育效果、取得政策和领导支持、实现可持续发展的强有力证据。

第二节 糖尿病健康教育

一、糖尿病健康教育的基础知识

（一）糖尿病基础知识

认识糖尿病

糖尿病（diabetes mellitus，DM）是一组由多病因引起的以慢性高血糖为特征的代谢性疾病，可导致糖、脂肪和蛋白质代谢紊乱，进而引起多系统损害，如眼、肾、神经、心脏、血管等组织器官慢性进行性病变、功能减退及衰竭；病情严重或应激时可发生急性严重代谢紊乱，如糖尿病酮症酸中毒、高渗性高血糖状态。

1. 流行病学 糖尿病的发病率在全球范围内持续上升。根据国际糖尿病联盟（IDF）和其他健康组织的统计，截至2021年，全球约有4.63亿成年人（20～79岁）患有糖尿病，预计到2030年，这一数字将增加到5.78亿，2045年将达到7.39亿。中国是糖尿病患者最多的国家之一，糖尿病患病率（WHO 2011年标准）自2013年的10.9%增加到2018～2019年的12.4%。各民族有较大差异，各地区之间也存在差异。此外，糖尿病的知晓率（36.7%）、治疗率（32.9%）和控制率（50.1%）有所改善，但仍处于低水平。

2. 分型 《中国糖尿病防治指南（2024年版）》采用WHO（1999年）的糖尿病病因学分型体系，根据病因学证据将糖尿病分为4种类型，即1型糖尿病（T1DM）、2型糖尿病（T2DM）、特殊类型糖尿病和妊娠期糖尿病。T1DM、T2DM和妊娠期糖尿病是临床常见类型。

（1）1型糖尿病（T1DM） 与自身免疫功能有关。成人起病隐匿，但青少年起病较急，症状明显。年龄通常小于30岁；"三多一少"症状明显；常以酮症或酮症酸中毒起病；非肥胖体型；空腹或餐后的血清C肽浓度明显降低；出现胰岛自身免疫标志物，如谷氨酸脱羧酶抗体（GADA）、胰岛细胞抗体（ICA）、胰岛细胞抗原2抗体（IA-2A）、锌转运体8抗体（ZnT8A）等。

（2）2型糖尿病（T2DM） 占糖尿病患者90%以上，多成年起病，病情进展缓慢，症状相对较轻，仅有轻度乏力、口渴症状，中晚期常伴有慢性并发症。由于胰岛素抵抗和（或）伴胰岛素分泌不足，可以通过某些口服药物刺激体内胰岛素的分泌。多数患者不需要依赖胰岛素治疗维持生命，但在某些阶段需要胰岛素控制代谢紊乱。

（3）妊娠期糖尿病　指在妊娠过程中初次发现的任何程度的糖耐量异常。通常在妊娠中末期出现，一般只有轻度无症状性血糖增高，分娩后血糖一般可恢复正常。

3. 临床表现

（1）代谢紊乱　血糖升高后，因渗透性利尿导致多尿，继而引发口渴而多饮水。由于外周组织对葡萄糖利用障碍、脂肪分解增多、蛋白质代谢呈负平衡，机体逐渐消瘦，疲乏无力。为补充损失的糖分，维持机体活动，患者常易饥、多食，故典型患者常表现为"三多一少"，即多尿、多饮、多食，体重减少。

（2）急性并发症　①糖尿病酮症酸中毒和糖尿病非酮症高渗性昏迷（简称高渗性昏迷）：是引起糖尿病患者死亡的重要原因，一些患者以此为首发表现。②感染：糖尿病患者常反复出现疖、痈等皮肤化脓性感染，甚至引起败血症或脓毒血症；也常见皮肤真菌感染，有时也合并肺结核、尿路感染。

（3）慢性并发症　可累及全身多个重要器官和组织，危害极大。①大血管病变：糖尿病患者易受动脉粥样硬化影响，血管内皮功能障碍，易形成血栓，导致心血管疾病和周围血管病变。②微血管病变：包括糖尿病性视网膜病变和糖尿病性肾病。这些病变与血糖控制程度和病史长短有关，是致盲和肾功能衰竭的主要原因。③神经病变：糖尿病神经病变通常影响周围神经，首先出现肢体感觉异常（如麻木、针刺感），随后可能出现肌力减弱、肌萎缩和瘫痪。此外，自主神经病变也常见，可能影响胃肠道、心血管系统、泌尿系统等。④糖尿病足：与下肢神经异常和周围血管病变相关，可能导致足部感染、溃疡和组织破坏，是截肢的主要原因。⑤眼部其他病变：糖尿病还可能引起黄斑病、白内障、青光眼、屈光改变以及虹膜睫状体病变等眼部问题。

4. 诊断　《中国糖尿病防治指南（2024年版）》中规定，依据静脉血浆葡萄糖而不是毛细血管血糖测定结果诊断糖尿病，诊断标准见表7-1。

表 7-1　糖尿病的诊断标准

诊断标准	静脉血浆葡萄糖或 HbA_{1C} 水平
典型糖尿病症状	
加上随机血糖	≥11.1mmol/L
或加上空腹血糖	≥7.0mmol/L
或加上 OGTT 2h 血糖	≥11.1mmol/L
或加上 HbA_{1C}	≥6.5%
无糖尿病典型症状者，需改日复查确认（不包括随机血糖）	

注：典型糖尿病症状包括烦渴、多饮、多尿、多食、不明原因体重下降。

随机血糖指不考虑上次用餐时间，一天中任意时间的血糖，不能用来诊断空腹血糖受损或糖耐量减低。

空腹状态指至少 8h 没有进食热量。OGTT 为口服葡萄糖耐量试验。HbA_{1C} 为糖化血红蛋白。

（二）糖尿病的危险因素

糖尿病的危险因素

糖尿病的发生是遗传与环境因素共同作用所致。遗传因素是糖尿病发生的潜在原因，具有遗传易感性的个体在环境因素如肥胖、身体活动减少、高能膳食、纤维素减少及生活水平迅速提高等因素的作用下，更易发生 2 型糖尿病。

1. 遗传因素 2 型糖尿病有很强的家族聚集性。

2. 肥胖（或超重） 是 2 型糖尿病最重要的危险因素之一。

3. 身体活动不足 有规律的体育锻炼能增加胰岛素的敏感性和改善糖耐量。

4. 膳食因素 目前认为，摄取高脂肪、高蛋白、高碳水化合物和缺乏纤维素的膳食可能与发生 2 型糖尿病有关。

5. 早期营养 有人提出生命早期营养不良可以导致后来的代谢障碍，增加发生 2 型糖尿病的危险。

6. 糖尿病前期 是指血糖异常但未达到糖尿病诊断标准的状态，是由正常糖代谢向糖尿病转化的过渡阶段，此阶段血糖值比正常人高，但没有达到糖尿病诊断标准，即空腹血糖≥6.1mmol/L 但＜7.0mmol/L，或餐后 2 小时血糖≥7.8mmol/L 但＜11.1mmol/L。糖代谢状态分类情况见表 7-2。我国糖尿病前期人数约有 1.48 亿，如不干预，5%～10% 的人群将进展为糖尿病。

表 7-2 糖代谢状态分类

糖代谢状态分类		空腹血糖/（mmol/L）	OGTT 2 小时血糖/（mmol/L）
正常血糖		＜6.1	＞7.8
糖尿病前期	空腹血糖受损	≥6.1，＜7.0	＜7.0
	糖耐量异常	＜7.0	≥7.8，＜11.1
糖尿病		≥7.0	≥11.1

7. 胰岛素抵抗（insulin resistance，IR） 指机体对一定量的胰岛素的生物学反应低于预期正常水平的一种现象，常伴有高胰岛素血症。胰岛素抵抗是 2 型糖尿病高危人群的重要特征之一。空腹胰岛素水平高的人更易发展为糖耐量减低或 2 型糖尿病。肥胖者发展成 2 型糖尿病前，先有胰岛素抵抗出现。

8. 高血压及其他易患因素 高血压患者发展为糖尿病的危险比正常血压者高。其他如文化程度、社会心理因素、出生及 1 岁时低体重、服药史、心血管疾病史等也可能是 2 型糖尿病的易患因素。

二、糖尿病健康教育的实施

（一）糖尿病健康教育的对象

糖尿病健康教育对象除糖尿病患者外，还应包括糖尿病前期人群、糖尿病高危人群、健康人群以及家属和照顾者。

1. 成年高危人群 具有下列任何一个及以上的糖尿病危险因素者。

（1）有糖尿病前期史。

（2）年龄≥40岁。

（3）体质指数（BMI）≥24kg/m^{2}和（或）中心型肥胖（男性腰围≥90cm，女性腰围≥85cm）。

（4）一级亲属有糖尿病史。

（5）缺乏体力活动者。

（6）有巨大儿分娩史或有妊娠期糖尿病病史的女性。

（7）有多囊卵巢综合征病史的女性。

（8）有黑棘皮病者。

（9）有高血压史，或正在接受降压治疗者。

（10）高密度脂蛋白胆固醇<0.90mmol/L和（或）三酰甘油>2.22mmol/L，或正在接受调脂药治疗者。

（11）有动脉粥样硬化性心血管疾病（ASCVD）史。

（12）有类固醇类药物使用史。

（13）长期接受抗精神病药物或抗抑郁症药物治疗。

（14）中国糖尿病风险评分总分≥25分。

2. 儿童和青少年高危人群　BMI≥相应年龄、性别的第85百分位数，且合并以下3项危险因素中至少1项。

（1）母亲妊娠时有糖尿病（包括妊娠期糖尿病）。

（2）一级亲属或二级亲属有糖尿病史。

（3）存在与胰岛素抵抗相关的临床状态（如黑棘皮病、多囊卵巢综合征、高血压、血脂异常）。

（二）糖尿病健康教育的目标与原则

糖尿病健康教育
的目标与原则

1. 糖尿病健康教育的目标　每位糖尿病患者一旦确诊即应接受糖尿病健康教育，目的是使患者充分认识糖尿病并掌握糖尿病的自我管理能力。糖尿病患者自我管理的教育可提高患者病情控制水平，最终改善临床结局、健康状况和生活质量。糖尿病自我管理教育的总体目标是支持决策制定、自我管理行为、问题解决和与医疗团队积极合作。糖尿病治疗的近期目标是通过控制高血糖和代谢紊乱来消除糖尿病症状和防止出现急性并发症，远期目标是通过良好的代谢控制达到预防慢性并发症、提高患者生活质量和延长寿命的目的。

2. 糖尿病健康教育的原则　为了达到该目标，应建立完善的糖尿病健康教育体系，具体原则如下。

（1）糖尿病患者在诊断后，应接受糖尿病自我管理教育，掌握相关知识和技能，并且不断学习。

（2）糖尿病自我管理教育与支持（diabetes self-management education and support，DSMES）应以患者为中心，尊重和响应患者的个人爱好、需求和价值观，以此指导临床决策。

（3）糖尿病自我管理教育是患者的必修教育课，该课程应包含延迟和预防 2 型糖尿病（T2DM）的内容，并注重个体化。

（4）DSMES 可改善临床结局和减少花费。

（5）当提供 DSMES 时，健康教育提供者应该考虑治疗负担和患者自我管理的效能和社会与家庭支持的程度。

（6）医护工作者应在最佳时机为糖尿病患者提供尽可能全面的糖尿病自我管理教育。

（7）在规范化的专科糖尿病教育护士培养基础上，为患者提供糖尿病自我管理教育。

（8）重视专职糖尿病教育者培养和糖尿病教育管理跨专业团队的建设，加强对随访和相关科研的培训与支持。

（三）糖尿病健康教育的内容

糖尿病健康教育的内容包括糖尿病的自然进程；糖尿病的临床表现；糖尿病的危害及如何防治急慢性并发症；个体化的治疗目标；个体化的生活方式干预措施和饮食计划；规律运动和运动处方；饮食、运动、口服药、胰岛素治疗及规范的胰岛素注射技术；血糖测定结果的意义和应采取的干预措施；自我血糖监测、尿糖监测（当血糖监测无法实施时）和胰岛素注射等具体操作技巧；口腔护理、足部护理、皮肤护理的具体技巧；特殊情况应对措施（如疾病、低血糖、应激和手术）；糖尿病妇女受孕计划及监护；糖尿病患者的社会心理适应；糖尿病自我管理的重要性。

糖尿病健康教育
的内容和方式

【课堂讨论】思考对糖尿病前期的人群开展健康教育，应包括哪些内容。

（四）糖尿病健康教育的方式

糖尿病健康教育的方式包括个体教育、团体教育、个体和团体教育相结合以及远程教育。团体教育可以采用讲座或专题小组讨论的形式，专题小组讨论以及个体化的教育形式针对性更强。可根据患者需求和不同的具体教育目标以及资源条件，采取包括演讲、讨论、示教与反示教、情景模拟、角色扮演、电话咨询、媒体宣传等多种形式的健康教育。糖尿病的教育和指导应该是长期和及时的，特别是当血糖控制较差、需调整治疗方案时，或因出现并发症需进行胰岛素治疗时，必须给予具体的教育和指导。而且教育应尽可能标准化和结构化，并结合各地条件做到"因地制宜"。

（五）糖尿病的三级预防策略

对 2 型糖尿病患者通常采取三级预防策略。一级预防目标是控制 2 型糖尿病（T2DM）的危险因素，预防 T2DM 的发生；二级预防的目标是早发现、早诊断、早治疗，在已诊断的患者中预防糖尿病并发症的发生；三级预防的目标是延缓已存在的糖尿病并发症的进展、降低致残率和死亡率，改善患者的生存质量。

糖尿病防治策略

1. 一级预防 指在一般人群中开展健康教育，提高人群对糖尿病防治的知晓度和参与度，倡导合理膳食、控制体重、适量运动、限盐、戒烟、限酒、心理平衡的健康生活方式，提高社区人群整体的糖尿病防治意识。

建议糖尿病前期患者应通过饮食控制和运动以降低糖尿病的发生风险，并定期随访及给予社会心理支持，以确保患者的生活方式改变能够长期坚持；定期检查血糖；同时密切关注其他心血管危险因素（如吸烟、高血压、血脂异常等），并给予适当的干预措施。具体目标为：①使超重或肥胖个体体质指数达到或接近 $24kg/m^2$，或体重至少下降 7%；②每日饮食总热量至少减少 400kcal（1 kcal=4.184kJ），超重或肥胖者应减少 500～750kcal；③饱和脂肪酸摄入占总脂肪酸摄入的 30%以下，每人每天食用盐的总量不超过 5g；④中等强度体力活动至少保持在 150min/周；⑤经过强化生活方式干预 6 个月效果不佳，可考虑药物干预。

【身临其境】你和小组成员一起负责组织一次面向糖尿病高危人群的健康生活方式科普教育，请和小组成员讨论教育对象应包括哪些人群，应包括哪些教育内容。

2. 二级预防 指在高危人群中开展糖尿病筛查、及时发现糖尿病、及时进行健康干预等，在已诊断的患者中预防糖尿病并发症的发生。

（1）高危人群的糖尿病筛查 高危人群的发现可以通过居民健康档案、基本公共卫生服务及机会性筛查（如在健康体检中或在进行其他疾病的诊疗时）等渠道。

对于糖尿病高危人群，宜及早开始进行糖尿病筛查；首次筛查结果正常者，宜每 3 年至少重复筛查一次。

对于具有至少一项危险因素的高危人群应进一步进行空腹血糖或任意点血糖筛查。空腹血糖筛查因其简单易行，宜作为常规筛查方法，但有漏诊的可能性。如果空腹血糖≥6.1mmol/L 或随机血糖≥7.8mmol/L，建议行口服葡萄糖耐量试验（OGTT），同时检测空腹血糖和糖负荷后 2h 血糖。

同时推荐采用中国糖尿病风险评分表（表 7-3），对 20～74 岁普通人群进行糖尿病风险评估，评分值的范围为 0～51 分，总分≥25 分者应进行 OGTT。

（2）血糖控制 早期严格控制血糖可以降低糖尿病微血管和大血管病变的发生风险。血糖控制目标须个体化。对于新诊断、年轻、无严重并发症或合并症的 T2DM 患者，建议及早严格控制血糖，以降低糖尿病并发症的发生风险。

（3）血压控制、血脂控制及阿司匹林的使用 建议对于没有明显血管并发症但心血管风险高危或极高危的 T2DM 患者，应采取降糖、降压、调脂（主要是降低 LDL-C）及合理应用阿司匹林治疗，以预防心血管事件和糖尿病微血管病变的发生。

3. 三级预防 指延缓 T2DM 患者并发症的进展，降低致残率和死亡率，从而改善生活质量和延长寿命。

（1）继续控制血糖、血压及血脂 建议对于糖尿病病程较长、年龄较大、已有心血管疾病的 T2DM 患者，继续采取降糖、降压、调脂（主要是降低 LDL-C）、抗血小板治疗等综合管理措施，以降低心血管事件、微血管并发症进展及死亡的风险。

（2）并发症 对已出现严重糖尿病慢性并发症者，推荐至相关专科进行治疗。

（六）糖尿病健康教育的效果评价

糖尿病健康教育效果的评价指标一般包括：血糖、糖化血红蛋白、血压、血脂、体质指数等客观指标，生存质量、心理健康状况、知识掌握程度、

糖尿病健康教育的
实施效果评价

态度和健康生活方式行为改变，血糖监测及随诊和药物使用情况等。

表 7-3　中国糖尿病风险评分表

评分指标	分值	评分指标	分值
年龄（岁）		体质指数（kg/m²）	
20～24	0	<22.0	0
25～34	4	22.0～23.9	1
35～39	8	24.0～29.9	3
40～44	11	≥30.0	5
45～49	12	腰围（cm）	
50～54	13	男<75.0，女<70.0	0
55～59	15	男 75.0～79.9，女 70.0～74.9	3
60～64	16	男 80.0～84.9，女 75.0～79.9	5
65～74	18	男 85.0～89.9，女 80.0～84.9	7
收缩压（mmHg）		男 90.0～94.9，女 85.0～89.9	8
<110	0	男≥95.0，女≥90.0	10
110～119	1	糖尿病家族史（父母、同胞、子女）	
120～129	3	无	0
130～139	6	有	6
140～149	7	性别	
150～159	8	女	0
≥160	10	男	2

第三节　高血压健康教育

一、高血压健康教育的基础知识

高血压的现状

（一）高血压基础知识

高血压是以体循环动脉压升高为主要临床表现的心血管综合征，可分为原发性高血压和继发性高血压。原发性高血压，是心脑血管疾病最重要的危险因素，常与其他心血管危险因素共存，可损伤重要脏器，如心、脑、肾的结构和功能，最终导致这些器官的功能衰竭。

1. 流行病学　全球有 15 亿高血压患者，每年因高血压并发症导致的死亡约 940 万，其中半数死于心脏病和中风。高血压患病率和发病率在不同国家、地区或种族之间有差别，工业化国家较发展中国家高，美国黑种人约为白种人的 2 倍。高血压患病率、发病率及血压水平随年龄增长而升高。高血压在老年人中较为常见，以单纯收缩期高血压为多。

我国自 20 世纪 50 年代以来进行了 4 次较大规模的成人血压普查，高血压患病率总体呈明显上升趋势。国家心血管病中心的数据显示，我国 18 岁及以上居民高血压患病率达27.5%，患病人数约为 2.45 亿。我国高血压患病率和流行存在地区、城乡和民族差别，整体呈现男性高于女性，北方高于南方，农村地区居民的患病率增长速度较城市快，大中型城市患病率较高等特点。我国将每年的 10 月 8 日定为"全国高血压日"，以期使日益成为我国人民健康最大威胁的高血压得到更有效地控制。

2. 临床表现

（1）症状　大多数起病缓慢，缺乏特殊临床表现，导致诊断延迟，仅在测量血压时或发生心、脑、肾等并发症时才被发现。常见症状有头晕、头痛、颈项板紧、疲劳、心悸等，也可出现视物模糊、出血等较重症状，典型的高血压头痛在血压下降后即可消失。高血压患者可以同时合并其他原因的头痛，往往与血压水平无关，例如精神焦虑性头痛、偏头痛、青光眼等。如果突然发生严重头晕与眩晕，需要注意可能是脑血管病或者降压过度、直立性低血压。高血压患者还可以出现受累器官的症状，如心悸、胸闷、气短、心绞痛等。另外，需要注意有些症状可能是降压药的不良反应所致。

（2）体征　高血压体征一般较少。周围血管搏动、血管杂音、心脏杂音等是重点检查项目，其中颈部、背部两侧肋脊角、上腹部脐两侧、腰部肋脊处的血管杂音较常见。心脏听诊可有主动脉瓣区第二心音亢进、收缩早期喀喇音或收缩期杂音。

3. 诊断　人群中血压呈连续性正态分布，正常血压和高血压的划分无明确界线，高血压的标准是根据临床及流行病学资料界定的。目前，我国采用的血压分类和标准见表 7-4。高血压的判定标准是在未服用降压药的情况下，非同日 3 次血压测量，收缩压≥140mmHg和（或）舒张压≥90mmHg。根据血压升高水平，进一步将高血压分为 1～3 级。

表 7-4　血压水平分类和标准　　　　　　　　　　单位：mmHg

分 类	收缩压		舒张压
正常血压	<120	和	<80
正常高值血压	120～139	和（或）	80～89
高血压	≥140	和（或）	≥90
1 级高血压（轻度）	140～159	和（或）	90～99
2 级高血压（中度）	160～179	和（或）	100～109
3 级高血压（重度）	≥180	和（或）	≥110
单纯收缩期高血压	≥140	和	<90

注：当收缩压和舒张压分属于不同分级时，以较高的级别作为标准，以上标准适用于任何年龄的成年男性和女性。

（二）高血压的危险因素

高血压的危险因素除了种族、遗传、性别、年龄及社会经济因素之外，主要是生活方式及行为所致，比如高盐高脂饮食、缺乏锻炼、酗酒、吸烟、肥胖、长期紧张刺激。绝经期后的妇女，糖尿病、肾脏病患者更易患高血压。

高血压的危险因素

随着高血压危险因素数目和严重程度的增加，血压水平呈升高趋势，高血压患病风险增大。控制高血压的策略和措施主要是针对影响高血压的危险因素，危险因素如下。

1. 不良饮食结构

（1）高钠、低钾饮食 我国居民的膳食特点是高钠低钾，研究表明，钠盐摄入量与血压升高成正比；钾能促钠排出，钾的摄入量与血压水平呈负相关。过量食盐摄入（>6g/d）会导致不良生理反应，比如升高血压。我国南方人食盐摄入量平均为8～10g/d，北方人为12～15g/d，均超过WHO推荐的5g标准。而我国居民每天钾的摄入量只有1.89g，远低于WHO推荐的4.7g标准。高盐膳食不仅是导致高血压的主要危险因素，同时也是脑卒中、心脏疾病及肾脏疾病发生发展的危险因素。研究表明，适度减少钠盐的摄入量就能降低血压，是最具有成本效益的措施之一。

（2）高脂饮食 是导致动脉粥样硬化和肥胖的重要危险因素。过度食用高脂肪食物，如油炸食品、肥肉、动物内脏、奶油制品、核桃、芝麻，而未摄入足够的蔬菜、水果，会导致肥胖及动脉粥样硬化，从而诱发高血压等各类疾病。

2. 超重和肥胖 身体脂肪含量与血压水平呈正相关。腹部脂肪聚集越多，血压水平就越高。男性腰围≥90cm或女性腰围≥85cm，发生高血压的风险是腰围正常者的4倍以上。并且BMI每增加3kg/m²，4年内发生高血压的风险，男性增加50%，女性增加57%。另外，肥胖者血液中过多的游离脂肪酸可以引起胰岛素抵抗、炎症因子增加和甘油三酯水平升高，从而造成机体损害。肥胖者患高血压和糖尿病的风险分别是正常体重者的3.0倍和2.5倍。

3. 精神心理因素 现代社会工作节奏增快，社会竞争加剧，人际关系紧张，使社会群体普遍压力增大，长期过度的心理压力会明显增加心血管疾病患病风险。精神紧张引起大脑皮层兴奋抑制平衡失调，可激活交感神经从而使血压升高。同时，还可诱发冠状动脉收缩、粥样斑块破裂而引发急性心血管事件。有心血管病史者，心理压力增加会使病情复发或恶化。

4. 不良生活习惯

（1）吸烟 吸烟可以在短期内使血压急剧升高，烟草中含有2000多种有害物质，可引起交感神经兴奋、氧化应激，损害血管内膜，导致血管收缩、血管壁增厚、动脉硬化，不仅容易导致高血压的发生，还会增加冠心病、外周血管疾病发生的危险。研究表明，高血压患者大量吸烟导致心血管疾病的危险性升高，而戒烟后会使心血管疾病的危险性大大降低。

（2）过量饮酒 高血压的患病率随饮酒量增加而增加，大量饮酒可刺激交感神经兴奋，使心跳加快，导致血压升高及血压波动增大。我国饮酒人数众多，限制饮酒与血压下降显著相关，酒精摄入量平均减少67%，收缩压下降3.31mmHg，舒张压下降2.04mmHg。相关研究表明，即使是少量饮酒的人，减少酒精摄入量也能够改善心血管健康，从而减少心血管疾病的发病风险。大量证据表明，过量饮酒是心脑血管疾病、糖尿病、骨质疏松、认知功能受损等的重要危险因素。

（3）缺乏身体活动和锻炼 身体活动是由骨骼肌收缩引起的导致能量消耗的身体运动。WHO指出，缺乏身体活动已成为全球第四大死亡风险因素。适量运动可缓解交感神经兴奋，增加扩血管物质，改善内皮舒张功能，促进糖脂代谢，降低血压，减少心血管疾病风险。日常生活中的身体活动包括工作、家务、体育运动、娱乐活动等。据估算，目前全球每年因缺乏身体活动而死亡的人数高达 320 万，每 10 个过早死亡者中，就有 1 人死于身体活动不足。大量研究证明，身体活动不足是高血压的危险因素，缺乏身体活动会引起心血管疾病、肥胖、糖尿病、骨质疏松等 26 种非健康状态或疾病的发生。研究估计，在中国五大慢病中，身体活动不足的"贡献"是 12%～19%，仅此一项就消耗了中国 15% 以上的慢病医疗和非医疗的财政支出。

缺乏锻炼是指不能保证最低限度的体育锻炼，即成人每周 150 分钟的适度有氧运动或 75 分钟剧烈有氧运动，或者两者结合达到相同水平。规律的体育锻炼可以降低心脏疾病的风险，还可以缓解精神紧张，增强体质及提高心肺功能。虽然体育锻炼对血压的控制有益，但不是所有的高血压患者都适合体育锻炼。无论是哪一级的高血压患者，在运动前一定要咨询医生，在医生指导下选择适合身体状况的运动项目和运动时长，切忌盲目跟风。体育锻炼运动原则应遵循：从小量开始，逐渐增加，循序渐进，持之以恒，坚持不懈。

近年来大气污染也受到关注。研究结果显示，暴露于 PM2.5、PM10 等污染物中均伴随着高血压的发生风险和心血管疾病的死亡率增加。

【课堂讨论】思考高血压患者适宜的体育锻炼形式有哪些。

二、高血压健康教育的实施

（一）高血压健康教育的对象

高血压健康教育人群除高血压患者外，还包括具有高血压易发因素或危险因素的人群、高血压患者家属和照顾者，对正常人群也应开展高血压健康教育（表 7-5）。

表 7-5　不同人群高血压健康教育的内容

正常人群	高血压的高危人群	已确诊的高血压患者
什么是高血压，高血压的危害，健康生活方式，定期监测血压 高血压是可以预防的	什么是高血压，高血压的危害，健康生活方式，定期监测血压 高血压的危险因素，有针对性的行为纠正和生活方式指导	什么是高血压，高血压的危害，健康生活方式，定期监测血压 高血压的危险因素，有针对性的行为纠正和生活方式指导 高血压的危险因素及综合管理 非药物治疗与长期随访的重要性和坚持终身治疗的必要性 高血压是可以治疗的，正确认识高血压药物的疗效和不良反应 高血压患者自我管理的技能

（二）高血压健康教育的目标

绝大部分高血压可以预防、控制，却难以治愈，必须坚持按医嘱服药。高血压健康教育的目标主要为改善公众生活方式，对可能造成高血压的风险因素进行干预控制，及时发现并诊断血压升高的个体，维持健康血压、持续控制达标的系统管理，提高患者的知晓率、治疗率和控制率，使广大群众，尤其是高血压患者及其亲属认识到高血压是一种严重的疾病，如不及时有效地治疗可导致脑卒中、冠心病、肾病等严重后果。

对高血压患者而言，将血压降低到目标水平可以显著降低心脑血管并发症的风险。大多数高血压患者应根据病情，在4周内或12周内将血压逐渐降至目标水平。目前一般主张血压控制目标值应<90mmHg。糖尿病、慢性肾脏病、心力衰竭或病情稳定的冠心病合并高血压患者，血压控制目标值<130/80mmHg。对于老年收缩期高血压患者，收缩压控制于150mmHg以下，如果能够耐受可降至140mmHg以下。尽早将血压控制到上述目标血压水平，但并非越快越好，大多数高血压患者，应根据病情在数周至数个月内将血压逐渐降至目标水平。年轻、病程较短的高血压患者，可较快达标。但老年人、病程较长或已有靶器官损害或患有并发症的患者，降压速度宜适度缓慢。

（三）高血压健康教育的内容

高血压健康教育的内容涉及疾病及危险因素相关知识、高血压用药知识以及自我管理知识。

1. 疾病及危险因素相关知识　主要包括高血压的概念、诊断标准、危险因素和预防、并发症、发病的征兆和急救知识、自我防治以及简便有效的专科检查。高血压是一种生活方式病，改变高血压患者危险因素中的可控部分，是高血压健康教育的核心内容。

2. 高血压用药知识　由于个体所患高血压机制不同、个体差异等原因，不同的患者使用的降压药也不同，有的患者单用某种降压药物而有的则需要联合用药，健康教育工作者应指导患者定期进行复查并在专科医生的指导下用药，即正确选择药物，确保药物选择能有效控制血压并适于长期治疗、无明显副作用、不影响生活质量等。同时告知患者药物的作用和副作用及坚持用药的意义及注意事项。治疗过程中一定要注意用药的时间和剂量，严格按医嘱服药等。

3. 自我管理知识　医护人员健康教育的目的之一是为患者提供必要的知识、技能，提高患者自我健康管理能力，通过在医院、社区、家庭等地点的多种形式的健康教育活动，使患者能够掌握：①自我监测血压的方法及注意事项；②良好生活习惯的养成与坚持；③规律服药，药物效果及其不良反应的初步判断；④定期复查的行为及效果。

【课堂讨论】思考高血压患者自我监测血压的方法和注意事项有哪些。

（四）高血压健康促进的策略

1. 实行全人群策略及高危人群策略

（1）全人群策略　根据健康教育与健康促进的理论，强调以下几方面。①政策发展与环境支持：提倡健康生活方式，特别是强调减少食盐的摄入和控制体重，促进高血压的早期检出和治疗，发展政策和创造支持性环境。②健康教育：应争取当地政府的支持和配合，对社区全人群开展多种形式的高血压防治的宣传和教育。③社区参与：以现存的卫生保健网为基础，多部门协作，动员全社区共同参与高血压防治工作。④场所干预：根据全市、医院、居民社区、工作场所、学校5类不同场所的特点制订和实施干预计划。

（2）高危人群策略　　高危人群的干预主要强调早期发现危险因素并加以有效干预，预防高血压的发生。

2. 完善高血压的筛查与登记制度　　成人全科门诊首次就诊的患者和高血压患者应一律测量血压。新发现的高血压患者需登记列入管理范围。初诊高血压患者的主要管理内容见表7-6。

表7-6　初诊高血压患者的登记

初诊	随诊
判断是否有靶器官损害 判断是否有继发性高血压的可能 对高血压患者进行心血管综合危险度评估，确定是否要干预其他心血管危险因素 给予生活方式指导和药物治疗 制定下一次随访日期 建议做好家庭血压监测 登记并加入高血压管理	血压及有关的症状体征 治疗的副作用 影响生活方式改变和药物治疗依从性的障碍

3. 实行高血压系统管理　　将高血压的预防及治疗纳入当地医疗卫生服务政策。在经费开支方面支持适合当地高血压流行状况及经济条件的监测和管理方案，以及药物治疗的优惠政策等；支持对所服务范围的社区医生提供定期培训，允许非临床医生、护士、药师等培训后参与高血压患者的筛查、生活方式指导；对复杂或难治的高血压患者提供顺畅的双向转诊通道；将高血压的防治质量及效果作为各级医疗卫生服务机构业绩考核的主要评估指标。

（1）高血压终身管理、远程管理　　有效的管理是预防严重的心脑血管疾病等并发症的关键。基层医疗卫生服务部门是高血压防治的第一线，必须担负起高血压检测、登记、治疗及长期系统管理的主要责任。逐步建立临床信息系统、慢性病管理信息系统和相关疾病远程管理平台，通过具备远程传输功能的电子血压计监测患者的院外血压数据，使患者足不出户就可以得到医生的指导建议，实现院外血压的动态管理，进而改善患者治疗依从性，进一步提升基层高血压管理的质量。

（2）高血压长期随访分级管理　　根据基层卫生服务机构的条件和医生的情况，建议在基层高血压患者长期随访中，根据患者血压是否达标，分为一、二级管理。随访的主要内容是观察血压、用药情况、不良反应，同时应关注心率、血脂、血糖等其他危险因素、靶器官损害和临床疾患，可定期或不定期进行血糖、血脂、心电图、肾功能、尿常规等检查。高血压随访的方式以门诊随访、电话随访、网络随访为主。一、二级随访管理内容有所区别（表7-7）。分级管理可有效地利用现有资源，重点管理未达标的高血压患者，提高血压控制率。

表7-7　高血压分级随访管理内容

项目	一级管理	二级管理
管理对象	血压已达标患者	血压未达标患者
非药物治疗	长期坚持	强化生活方式干预并长期坚持

项目	一级管理	二级管理
随访频率	3 个月一次	2～4 周一次
药物治疗	维持药物治疗，保持血压达标	根据指南推荐，调整治疗方案

4. 加强高血压患者的自我管理　由高血压管理团队共同负责高血压患者的健康教育。所有高血压患者都需要参与自我管理。

（1）改善依从性　团队成员应该利用自己的知识、技能、资源及患者喜欢的方式来帮助患者提高防治高血压的主动性及降压药物治疗的依从性。

（2）建立自我管理小组　与居委会或村委会结合建立自我管理小组，开展高血压患者的教育。

（3）家庭血压测量　指导患者开展家庭自我测量血压，建议有条件的患者使用经过国际标准认证合格的上臂式自动血压计自测血压。指导患者掌握测量技术和规范操作，如实记录血压测量结果，随访时提供给医务人员作为治疗参考。

5. 实行高血压患者分级诊疗　随着分级诊疗改革的推进，应逐步明确各级医疗机构高血压诊治的功能定位，将高血压的管理融入全科医生的日常医疗工作中，开通双向转诊通道。

（1）社区初诊高血压转出条件　合并严重的临床情况或靶器官损害，需要进一步评估治疗；多次测量血压水平达三级，需要进一步评估治疗；怀疑为继发性高血压的患者；妊娠和哺乳期妇女；高血压急症及亚急症；因诊断需要到上级医院进一步检查。

（2）社区随诊高血压转出条件　采用 2 种以上降压药物规律治疗，血压仍不达标者；血压控制平稳的患者，再度出现血压升高并难以控制者；血压波动较大，临床处理有困难者；随访过程中出现新的严重临床疾患或原有疾病加重；患者服降压药后出现不能解释或难以处理的不良反应；高血压伴发多重危险因素或靶器官损害而处理困难者。

（3）上级医院转回基层社区条件　高血压诊断已明确；治疗方案已确定；血压及伴随临床情况已控制稳定。

（五）高血压健康教育的评价

过程评价是评估高血压健康教育如开设学习班、发放宣传资料、高血压患者的管理等各项工作的质量，这些工作实施的具体情况评估有利于改进日后工作中的不足，提高工作效率。为了做好过程评估，应详细记录日常性工作，记录内容规范、统一，便于分析统计。

高血压健康教育
的实施与评价

高血压健康教育效果评价的指标一般包括知识指标（即高血压及相关知识的掌握情况）、态度指标、行为指标（膳食指标、食盐摄入量、吸烟和体育锻炼）、血压指标。

第四节　恶性肿瘤健康教育

一、恶性肿瘤健康教育的基础知识

认识恶性肿瘤

（一）恶性肿瘤基础知识

1. 流行病学　《全球癌症统计数据 2022》显示，2022 年全球新发癌症 1996 万例，死亡 974 万例（男 543 万例，女 431 万例）。肺癌发病率位于全球恶性肿瘤第一位（12.4%），全球肺癌致死 182 万例（18.7%），位居癌症死亡例数第一。中国 2022 年癌症新发病例总数为 482 万例，死亡病例总数为 257 万例（男 163 万例，女 94 万例）。中国最常见的恶性肿瘤是肺癌，2022 年新发病例 106 万，死亡的首要原因也是肺癌。

2. 分类　肿瘤是机体在各种致瘤因子作用下，细胞发生过度增生和异常增生形成的新生物，常表现为局部肿块。根据肿瘤对机体的影响，分为良性肿瘤与恶性肿瘤。恶性肿瘤是指对机体危害大，生长迅速，容易发生转移，治疗困难，常常危及生命的一类肿瘤。根据肿瘤组织结构和细胞分化特点，恶性肿瘤分为上皮性的癌（如肝癌、肺癌、胃癌、乳腺癌等）和非上皮性的肉瘤（如纤维肉瘤、横纹肌肉瘤、骨肉瘤）及血液癌。

3. 危害　恶性肿瘤发病隐匿，潜伏期长，早期不易发现，多数患者就诊时已属中晚期，从而失去最佳根治的时机。

（1）阻塞和压迫　这一点和良性肿瘤相似，但恶性肿瘤的阻塞和压迫发展迅速，程度更加严重，如消化道肿瘤可阻塞食道、肠道等。

（2）破坏所在器官的结构和功能　如肝癌破坏肝细胞和阻塞肝内胆管等，可引起全身性症状。

（3）浸润、破坏邻近器官　随着肿瘤的长大，癌细胞在原发部位连续不断地沿着组织间隙、淋巴或神经束衣浸润和破坏邻近正常组织或器官。如食管癌可穿透食管壁，侵犯食管前面的气管形成食管-气管瘘；晚期子宫颈癌可蔓延到直肠和膀胱或骨盆壁。

（4）远处转移　恶性肿瘤细胞从原发部位侵入局部淋巴管、血管或体腔后，迁徙到他处继续繁殖增生，形成与原发部位相同类型的肿瘤，即肿瘤的转移。如大部分乳腺癌可转移到同侧或对侧腋窝淋巴结、锁骨上下淋巴结；很多肿瘤可通过体静脉和门静脉转移到肺脏和肝脏；胃癌破坏胃壁及浆膜后，可种植到大网膜、腹膜、腹腔内器官表面，甚至卵巢。约半数恶性肿瘤被确诊时已有转移。

（5）坏死、出血、感染　恶性肿瘤生长迅速，癌组织常常因为供血不足而发生坏死，如果癌变组织侵犯血管，可引起出血，如鼻咽癌患者往往有鼻出血（鼻衄）；肺癌患者常常合并肺部感染。

（6）疼痛　由于癌组织压迫或侵犯神经，可引起相应部位的疼痛，如晚期肝癌、胃癌都有剧烈疼痛。癌症继发感染后也可以引起疼痛。

（7）发热　肿瘤组织的代谢产物、坏死组织的分解产物以及继发的细菌感染，都可以引起癌症患者发热，一般表现为中低度热。

（8）恶病质　机体严重消瘦、无力、贫血和全身衰竭的状态，是癌症患者死亡的重要原因。

（二）恶性肿瘤的危险因素

我国恶性肿瘤的主要危险因素包括吸烟、乙型肝炎病毒及其他病毒感染、膳食不合理及职业危害等。

1. 吸烟　吸烟是多种恶性肿瘤主要或重要的危险因素。2022年全球肺癌新发病例248万，约占癌症发病总数的1/8，肺癌导致的死亡例数为182万，约占癌症死亡总数的1/5，肺癌已经成为全球发病率及死亡率最高的恶性肿瘤，是导致全球男性癌症发病和死亡的首要因素，是导致全球女性癌症发病和死亡的第二位因素，吸烟是导致肺癌发病的首要危险因素。除此之外，吸烟也是口腔癌、喉癌、食管癌及胃癌等的重要危险因素。

吸烟的危险程度与吸烟量大小，开始吸烟年龄早晚，吸烟持续时间长短有密切关系。吸烟量越大、开始吸烟年龄越早、吸烟时间越长，则危险性越大。

2. 乙型肝炎病毒及其他病毒感染　人类肿瘤1/7～1/6与病毒有关，我国乙型肝炎病毒的感染率达60%，乙型肝炎病毒的携带率大于10%，是造成慢性肝炎、肝硬化及肝癌的主要原因。其他与人类恶性肿瘤有关的病毒感染包括：人乳头状瘤病毒与宫颈癌、巨细胞病毒与卡波西肉瘤、免疫母细胞淋巴瘤和鼻咽癌等。

3. 膳食不合理　热量摄入过多和身体活动不足引起的肥胖和多种恶性肿瘤（如大肠癌、子宫内膜癌、绝经后乳腺癌等）的发生密切相关。

饮酒与口腔癌、咽癌、喉癌、直肠癌有关。长期饮酒可导致肝硬化继而诱发肝癌。

由于食物污染、变质而产生某些化学物质，如亚硝胺、黄曲霉毒素、苯并芘等，也和多种恶性肿瘤的发生有关。

4. 职业危害　在工作环境中长期接触致癌因素，经过较长的潜隐期（从接触开始至肿瘤出现的时间间隔）后患某种特定的肿瘤，称职业性肿瘤。

《职业病分类和目录》中将石棉所致肺癌、间皮瘤，联苯胺所致膀胱癌，苯所致白血病，氯甲醚、双氯甲醚所致肺癌等明确为职业性肿瘤。

5. 其他环境因素　电离辐射，包括医源性X线，可引起如急性和慢性粒细胞白血病等人类多种恶性肿瘤。紫外线照射是皮肤癌明确的病因。

二、恶性肿瘤健康教育的实施

（一）恶性肿瘤健康教育的对象

恶性肿瘤健康教育的对象应包括患者、家属及照顾者，以及恶性肿瘤的高危人群。恶性肿瘤高危人群多指以下几种人群。

1. 癌症家族和有遗传倾向的人群。

2. 年龄超过50岁的人群　肿瘤的发病高峰在50岁以上，从20岁到60岁，常见肿瘤的发病每10年要增加27倍。

3. 接触某些致癌物的人群　如职业性恶性肿瘤；长期吸烟人群，易患肺癌、胃癌；喜食过热食物，或常食刺激性强及粗糙食物的人群，易患食管癌；长期酗酒者，易患食管癌和肝癌等。

4. 患有与癌有关的慢性病患者群 长期患有慢性胃炎，特别是萎缩性胃炎者；子宫颈炎者；乙型、丙型肝炎者；皮肤慢性溃疡等患者。

5. 个体特殊易感人群 精神长期处于抑郁、悲伤、痛苦、焦虑、自我克制和十分内向的人群。

6. 治疗后的肿瘤患者 手术、放疗和化疗很难彻底消灭体内肿瘤细胞，残存的肿瘤细胞在一定条件下复发或转移。另外射线和化学药物是致癌因素，可以造成其他肿瘤的发生，如恶性淋巴瘤患者化疗后继发白血病等。

7. 有癌前病变的人群 在肿瘤的发展过程中，有一些病变是肿瘤发生的前期阶段，其癌变概率比正常组织要高得多，称为癌前病变。癌前病变是不稳定的阶段，具有双向转化的特点，如结肠息肉、萎缩性胃炎、肝硬化、乳腺不典型增生等。

（二）恶性肿瘤健康教育的目标

《健康中国行动——癌症防治行动实施方案（2023—2030年）》指出，牢固树立大卫生、大健康的观念，坚持预防为主、防治结合、中西医并重、综合施策、全程管理，立足全人群、全生命周期、全社会，创新体制机制和工作模式，促进癌症防治关口前移，倡导健康生活方式，普及健康知识，动员群众参与癌症防治，加强癌症预防、筛查、早诊早治和科研攻关，集中优势力量在发病机制、防治技术、资源配置、政策保障等关键环节取得重点突破，有效减少癌症危害。到2030年，癌症防治体系进一步完善，危险因素综合防控、癌症筛查和早诊早治能力显著增强，规范诊疗水平稳步提升，癌症发病率、死亡率上升趋势得到遏制，总体癌症5年生存率达到46.6%，患者疾病负担得到有效控制。

恶性肿瘤健康教育的目标和内容

（三）恶性肿瘤健康教育的内容

1. 普及肿瘤防治健康知识，提高全民防癌抗癌意识

（1）积极宣传疾病知识 建设权威的科普信息传播平台，组织专业机构编制发布癌症防治核心信息和知识要点。深入组织开展全国肿瘤防治宣传周等宣传活动，将癌症防治知识作为学校、医疗卫生机构、社区、养老机构等重要健康教育内容，加强对农村居民癌症防治宣传教育。推进以"三减三健"为重点的全民健康生活方式行动，科学指导大众开展自我健康管理。加强青少年健康知识和行为方式教育。积极推进无烟环境建设，努力通过强化卷烟包装标识的健康危害警示效果、价格调节、限制烟草广告等手段减少烟草消费。

（2）定期防癌体检 规范的防癌体检是发现癌症和癌前病变的重要途径。目前的技术手段可以早期发现大部分的常见癌症，如超声结合钼靶可以发现乳腺癌。建议高危人群选择专业的体检机构进行定期防癌体检，根据个体年龄、既往检查结果等选择合适的体检间隔时间。

（3）密切关注癌症危险信号 出现以下症状应及时到医院进行诊治。身体浅表部位出现的异常肿块；体表黑痣和疣等在短期内色泽加深或迅速增大；身体出现哽咽感、疼痛等异常感觉；皮肤或黏膜出现经久不愈的溃疡；持续性消化不良和食欲减退；持久性声音嘶哑、干咳、痰中带血；阴道异常出血，特别是接触性出血；无痛性血尿，排尿不畅；不明原因的乏力、发热、进行性体重减轻等。

2. 主动学习健康知识，践行健康生活方式　戒烟限酒、平衡膳食、科学运动、心情舒畅可以有效降低癌症的发生，如戒烟可降低患肺癌的风险。注意保持适宜的、相对稳定的体重，食物的选择应多样化，限制精制糖摄入。

3. 开展全民健康促进活动，减少致癌相关感染　通过保持个人卫生和健康生活方式、接种疫苗（如肝炎病毒疫苗、人乳头瘤病毒疫苗）可以避免感染相关的细菌和病毒，从而预防癌症的发生。鼓励有条件地区逐步开展成年乙型肝炎病毒感染高风险人群的乙肝疫苗接种工作。加强人乳头瘤病毒疫苗（HPV 疫苗）接种的科学宣传，促进适龄人群接种。

4. 加强环境与健康工作，预防职业性肿瘤

（1）深入开展爱国卫生运动　推进城乡环境卫生综合整治。包括：加强水生态保护，保障饮用水安全；保障农用地和建设用地土壤环境安全；促进清洁燃料使用，严禁室内环境质量验收不合格的工程投入使用；加强与群众健康密切相关的饮用水、大气、土壤等环境健康影响监测与评价；研究建立环境与健康调查和风险评估制度，推进环境健康风险管理。

（2）推进职业场所防癌抗癌工作　开展健康企业建设，创造健康、安全的工作环境。制定工作场所防癌抗癌指南。致癌职业危害因素定期检测、评价和个体防护管理到位，接触职业病危害因素的劳动者应进行职业健康检查，全面保障职业人群健康。

5. 实施早诊早治推广行动，强化筛查长效机制

（1）制定重点恶性肿瘤早诊早治指南　对发病率高、筛查手段和技术方案比较成熟的胃癌、食管癌、结直肠癌、宫颈癌、乳腺癌、肺癌等重点癌症，组织制定统一规范的筛查和早诊早治技术指南，在全国推广应用。

（2）加快推进恶性肿瘤早期筛查和早诊早治　各地针对本地区高发、早期治疗成本效益好、筛查手段简便易行的恶性肿瘤，逐步扩大筛查和早诊早治覆盖范围。加强筛查后续诊疗的连续性，将筛查出的恶性肿瘤患者及时转到相关医疗机构，提高筛查和早诊早治效果。

 人文与健康 ▶▶▶

两癌筛查

两癌指的是：宫颈癌和乳腺癌。宫颈癌筛查主要包括：妇科常规检查、阴道/宫颈分泌物检查、宫颈脱落细胞巴氏检查或醋酸染色检查（VIA）/复方碘染色检查（VILI）。宫颈脱落细胞巴氏检查或宫颈醋酸染色检查/复方碘染色检查结果阳性或可疑者需进一步进行阴道镜检查。阴道镜检查结果可疑或阳性者需进一步进行组织病理学诊断。乳腺癌筛查主要包括：接受检查的妇女均进行乳腺视诊和触诊，可疑和高危人群进行乳腺彩超检查，彩超检查可疑或阳性者，进行钼靶 X 线检查。

在 2009 年两癌筛查纳入政府工作报告以后，有关部门积极推动这项工作，进行了部署。

2022 年 1 月 18 日，国家卫生健康委办公厅印发《宫颈癌筛查工作方案》和《乳腺癌筛查工作方案》，指出要坚持预防为主、防治结合、综合施策，以农村妇女、城镇低保妇女为重点，为适龄妇女提供宫颈癌、乳腺癌筛查服务，促进疾病早诊早治，提高妇女健康水平。其中，筛查对象由农村适龄妇女扩大为城乡适龄妇女，优先保障农村妇女、城镇低保妇女。到 2025 年底，要实现适龄妇女宫颈癌筛查率达到 50% 以上，乳腺癌筛查率不断提高。

根据上述资料，思考我国开展两癌筛查的重要意义。

（3）健全恶性肿瘤筛查长效机制　依托分级诊疗制度建设，优化恶性肿瘤筛查管理模式。基层医疗卫生机构逐步提供恶性肿瘤风险评估服务，使居民知晓自身患恶性肿瘤风险。引导高危人群定期接受防癌体检，加强疑似病例的随访管理，针对早期癌症或癌前病变进行早期干预。加强防癌体检的规范化管理，建设一批以恶性肿瘤防治为特色的慢性病健康管理示范机构。

（4）接受规范治疗　癌症患者要到正规医院进行规范化治疗，不要轻信偏方或虚假广告，以免贻误治疗时机。

（5）重视康复治疗　要正视癌症，积极调整身体免疫力，保持良好心理状态，维持病情长期稳定。疼痛是癌症患者最常见、最主要的症状，可以在医生帮助下通过科学的止痛方法积极处理疼痛。

【课堂讨论】根据我国肺癌发病情况，思考社区可以采取哪些健康促进策略控制肺癌的发病率和病死率。

（四）恶性肿瘤健康促进的策略

1.完善社会恶性肿瘤防治工作体制　充分发挥全国肿瘤防治研究办公室等政府组织和中国癌症研究基金会等非政府组织在癌症防治工作中的作用。

恶性肿瘤健康
教育的实施策略

实施癌症诊疗规范化行动，提升管理服务水平。加强诊疗规范化管理，修订肿瘤疾病诊疗规范、指南、临床路径。完善诊疗质控体系，构建全国抗肿瘤药物临床应用监测网络，开展肿瘤用药监测与评价。优化诊疗模式。持续推进"单病种、多学科"诊疗模式，开展癌症筛查、诊断、手术、化疗、放疗、介入等诊疗技术人员培训，整合相关专业技术力量，积极推动新技术新方法的临床转化应用。

癌症三级预防是针对不同人群、不同阶段采取不同预防方法，具体如下。

（1）一级预防是针对所有人进行健康教育，让民众普遍认识癌症风险，养成良好生活习惯，减少不良食物的摄入。

（2）二级预防即早发现，早诊断，早治疗，是治疗癌症、提高生存率的关键。除常规医学体检外，日常要注意身体特殊变化，遇到问题主动联系医生，切莫盲目自行处理。

（3）三级预防是针对癌症患者防止复发的手段，在专科医生指导下，根据该癌症的危险因素，采取医学手段，改善肿瘤体质，降低患癌风险。

2.健全肿瘤登记制度　实施癌症信息化行动。健全肿瘤登记报告制度，各级肿瘤登记中心负责辖区肿瘤登记工作的组织实施，各级各类医疗卫生机构履行肿瘤登记报告职责。

提升肿瘤登记数据质量，建成肿瘤登记报告信息系统、质量控制标准和评价体系，提高报告效率及质量。加强肿瘤登记信息系统与死因监测、电子病历等数据库的对接交换，逐步实现资源信息部门间共享，推进大数据应用研究，提升生存分析与发病死亡趋势预测能力。规范信息管理，保护患者隐私和信息安全。

3. 制订主要癌症防控计划

（1）制订早发现、早诊断、早治疗计划并组织实施，逐步扭转我国医院以治疗中晚期患者为主的状况，提高癌症防治资源的利用效率。

（2）广泛宣传癌症早发现、早诊断、早治疗的知识。相当一部分癌症有危险信号，应写入《抗癌手册》，并作为专题纳入执业医师的继续教育。

（3）研究并制定主要癌症筛查及早诊早治技术指南和相应的管理条例，加强对"防癌体检"的准入管理及监督，促进癌症筛查及早诊早治的健康发展。

4. 推进癌症相关学科建设　健全多层次的癌症防治人才培养体系。调整优化癌症相关学科设置，重点培养多学科复合型人才和领军型人才，促进物理、化学、材料、信息科学等间接关联领域学科相互交叉融合。依托"双一流"高校布局建设国家癌症攻关产教融合创新平台，适当增加癌症放化疗、影像、病理、护理、康复、安宁疗护以及儿童肿瘤等薄弱领域的专业招生计划和专业人才培养。探索癌症专科医师规范化培训，加强妇女和儿童肿瘤、影像、病理、肿瘤心理等薄弱领域的专业人员培养，强化公共卫生人员癌症防控知识技能的掌握。

5. 实施中西医结合防治行动　在肿瘤多学科诊疗工作中，规范开展中医药治疗，发挥中医药的独特作用和优势。加快构建癌症中医药防治网络。依托现有资源建设国家中医肿瘤中心和区域中医肿瘤诊疗中心，加强中医医院肿瘤科建设，支持综合医院、肿瘤专科医院提供癌症中医药诊疗服务，将癌症中医药防治纳入基层医疗机构服务范围。

提升癌症中医药防治能力。完善癌症中医药防治指南、诊疗方案和临床路径，挖掘整理并推广应用癌症中医药防治技术方法，探索创新符合中医理论的癌症诊疗模式，培养癌症中医药防治专业人才。开展癌症中西医临床协作试点，探索中西医结合防治癌症的新思路、新方法和新模式，形成并推广中西医结合诊疗方案。

强化癌症中医药预防及早期干预。发挥中医"治未病"作用，研究梳理中医药防癌知识并纳入国家基本公共卫生健康教育服务项目内容。综合运用现代诊疗技术和中医体质辨识等中医检测方法，早期发现高危人群，积极开展癌前病变人群的中西医综合干预，逐步提高癌症患者中医药干预率。

（五）恶性肿瘤健康教育的评价

1. 阶段性评价　在恶性肿瘤健康教育每完成一个相对独立的阶段，即应进行效果评价。评价内容主要是了解实施对象防癌意识提高的程度、对癌症可防可治的认识程度；目标人群参与改善环境因素、自觉纠正不良生活习惯的程度、各类恶性肿瘤高危人群接受恶性肿瘤筛查的自觉程度等，通过阶段性评价结果决定下一阶段计划的实施。

2. 终末评价　对整个恶性肿瘤防控计划实施情况进行全面评价。评价内容包括恶性肿瘤健康教育与促进实施情况和所取得的成效；目标人群对恶性肿瘤可防可治的认知程度、参与集体防癌计划的程度、自觉纠正不良生活习惯的程度；管理机构和网络运作是否正常、是否适合总体目标的要求等。通过终末评价以总结经验，完善不足，为以后的健康促进实施计划提供科学依据。

 学习小结 ▶▶▶

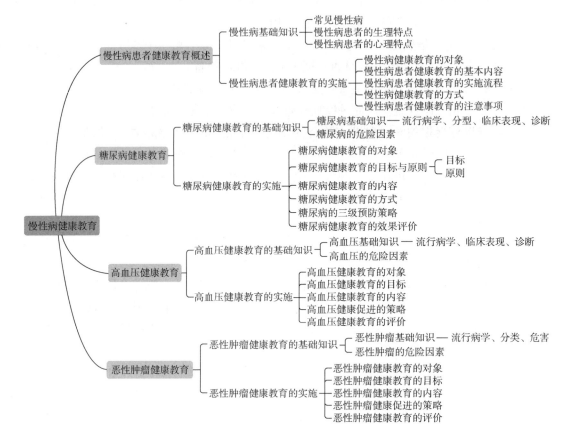

 目标检测 ▶▶▶

一、单选题

1. 下列哪项是慢性病患者健康教育的基础（   ）。

    A. 疾病知识教育   B. 药物治疗教育

    C. 非药物治疗教育   D. 病情自我监测与管理教育

2. 慢性病患者健康教育的实施流程不包括（   ）。

    A. 需求评估   B. 制订教育目标

    C. 开发教育内容   D. 医院就诊

3. 慢性病患者健康教育评估效果评价包括（   ）。

    A. 早期效果评价   B. 中期效果评价

    C. 远期效果评价   D. 以上全是

4. 哪种类型的糖尿病多发生于青少年（　　）。

    A. 1 型糖尿病　　　　　　　　B. 2 型糖尿病

    C. 妊娠期糖尿病　　　　　　　D. 特殊类型糖尿病

5. 糖尿病的危险因素包括（　　）。

    A. 遗传因素　　　　　　　　　B. 肥胖

    C. 身体活动不足　　　　　　　D. 以上全是

二、多选题

1. 关于糖尿病的三级预防正确的有（　　）。

A. 2 型糖尿病的一级预防指在一般人群中开展健康教育，提高人群对糖尿病防治的知晓度和参与度，倡导合理膳食、控制体重、适量运动、限盐、控烟、限酒、心理平衡的健康生活方式，提高社区人群的糖尿病防治意识

B. 2 型糖尿病防治中的二级预防指在高危人群中开展疾病筛查、健康干预等，指导其进行自我管理

C. 三级预防的策略：继续血糖、血压、血脂控制。对于糖尿病病程较长、老年、已经发生过心血管疾病的 2 型糖尿病患者，继续采取降糖、降压、调脂、应用阿司匹林治疗等综合管理措施，以降低心血管疾病及微血管并发症反复发生和死亡的风险，但应依据分层管理的原则

D. 对于新诊断、年轻、无并发症或合并症的 2 型糖尿病患者，建议及早采用严格的血糖控制，以降低糖尿病并发症的发生风险

E. 糖尿病无法预防和控制

2. 通过保持个人卫生和健康生活方式、接种疫苗可以避免感染相关的细菌和病毒，从而预防癌症的发生。主要包括（　　）。

    A. 人乳头瘤病毒　　　　　　　B. 肝炎病毒

    C. EB 病毒　　　　　　　　　　D. 幽门螺杆菌

    E. 结核病毒

3. 糖尿病自我管理教育的方式包括（　　）。

    A. 个体教育　　　　　　　　　B. 集体教育

    C. 个体和集体教育相结合　　　D. 远程教育

    E. 同伴教育

4. 高血压健康促进规划应实行（　　）。

    A. 全人群策略　　　　　　　　B. 高危人群策略

    C. 低危人群策略　　　　　　　D. 青少年策略

    E. 老年人策略

5. 慢性病虽然各属不同的器官、系统，但具备以下共同特点（　　）。

    A. 病因复杂，其发病与不良行为和生活方式密切相关

    B. 起病隐匿，潜伏期较长

    C. 病程较长，不可治愈

    D. 可预防，需长期干预

E. 预后较差，经济负担大

6. 慢性病患者的心理特点（　　）。

A. 焦虑与担忧　　　　　　　　B. 抑郁与悲伤

C. 愤怒与怨恨　　　　　　　　D. 恐惧与害怕

E. 孤独与无助

7. 慢性病患者非药物治疗教育包括（　　）。

A. 饮食治疗　　　　　　　　　B. 运动治疗

C. 心理治疗　　　　　　　　　D. 物理治疗

E. 青少年教育

8. 糖尿病慢性并发症包括（　　）。

A. 大血管病变　　　　　　　　B. 微血管病变

C. 神经病变　　　　　　　　　D. 糖尿病足

E. 眼部其他病变

9. 高血压的危险因素包括（　　）。

A. 种族　　　　　　　　　　　B. 遗传

C. 性别　　　　　　　　　　　D. 年龄

E. 不良饮食结构

10. 高血压健康促进全人群策略包括（　　）。

A. 政策发展与环境支持　　　　B. 健康教育

C. 社区参与　　　　　　　　　D. 场所干预

E. 高危人群策略

三、判断题

（　　）1. 合并严重的临床情况或靶器官损害，需要进一步评估治疗；多次测量血压水平达三级符合社区初诊高血压转出条件。

（　　）2. 高血压健康教育效果评价的指标一般包括知识指标（即高血压及相关知识的掌握情况）、态度指标、行为指标（膳食指标、食盐摄入量、吸烟和体育锻炼）、血压指标。

（　　）3. 吸烟并不是多种恶性肿瘤主要或重要的危险因素。

（　　）4. 癌症家族和有遗传倾向的人群是恶性肿瘤高危人群。

（　　）5. 癌症三级预防是针对不同人群、不同阶段采取不同预防方法。

（鲁燕君　于海静　王丽丽）

第八章
场所健康促进与健康教育

 学习目标 ▶▶▶

知识目标：

    1. 掌握各场所健康教育的目标和目标人群、内容与形式。

    2. 熟悉各健康促进场所的概念。

    3. 了解健康中国战略和健康中国行动、各健康促进场所的标准。

技能目标：

    学会根据各场所健康教育的目标，针对目标人群开展健康教育。

素质目标：

    服务健康中国战略，维护场所健康，主动提高健康素养的社会责任感。

案例导入 ▶▶▶

某高职院校正在开展无烟校园建设，师生们制作了烟草方面健康教育的传播材料，开展吸烟有害健康的倡议活动，并禁止在校园里售卖烟草。

根据上述内容：

1. 为该校的无烟校园建设制订健康教育方案。

2. 根据健康学校的要求，提出无烟校园建设的健康促进策略。

健康促进策略的实施离不开人类活动的各类场所，健康场所建设是健康中国的细胞工程，这些场所包括城市、社区、家庭、工作场所以及医院等。

第一节 健康中国与健康城市

随着我国工业化、城镇化、人口老龄化以及疾病谱、生态环境和生活方式的变化，健康服务供给总体不足与需求不断增长之间的矛盾突出，需要从国家战略层面统筹解决关系健康的重大和长远问题。

一、健康中国战略与健康中国行动（2019—2030 年）

（一）健康中国战略

1. 健康中国战略的原则及主题　实施健康中国战略的原则是：健康优先、改革创新、科学发展、公平公正。"共建共享、全民健康"，是建设健康中国的战略主题。核心是以人民健康为中心，坚持以基层为重点，以改革创新为动力，预防为主，中西医并重，把健康融入所有政策，人民共建共享的卫生与健康工作方针，强化早诊断、早治疗、早康复，实现全民健康。"共建共享"是建设健康中国的基本路径；从供给侧和需求侧两端发力，统筹社会、行业和个人三个层面，形成维护和促进健康的强大合力。"全民健康"是建设健康中国的根本目的，立足全人群和全生命周期两个着力点，提供公平可及、系统连续的健康服务，实现更高水平的全民健康。

2. 健康中国战略的目标　到 2020 年，建立覆盖城乡居民的中国特色基本医疗卫生制度，健康素养水平持续提高，健康服务体系完善高效，人人享有基本医疗卫生服务和基本体育健身服务，基本形成内涵丰富、结构合理的健康产业体系，主要健康指标居于中高收入国家前列。到 2030 年，促进全民健康的制度体系更加完善，健康领域发展更加协调，健康生活方式得到普及，健康服务质量和健康保障水平不断提高，健康产业繁荣发展，基本实现健康公平，主要健康指标进入高收入国家行列。到 2050 年，建成与社会主义现代化国家相适应的健康国家。

健康中国战略

3. 健康中国战略的任务 《"健康中国 2030"规划纲要》坚持以人民健康为中心，站在大健康、大卫生的高度，紧紧围绕健康影响因素，按照从内部到外部、从主体到环境的顺序，依次针对个人生活与行为方式、医疗卫生服务与保障、生产与生活环境等健康影响因素，提出普及健康生活、优化健康服务、完善健康保障、建设健康环境、发展健康产业等方面的战略任务。

（二）健康中国行动（2019—2030 年）

为加快推动《"健康中国 2030"规划纲要》的落实，国家出台了《健康中国行动（2019—2030 年）》，通过 15 项行动进一步强化政府、社会、个人责任，明确任务分工，这是健康中国战略落地推进的有力抓手，也是国家动员全社会健康促进的经典案例。健康中国行动包括健康知识普及行动、合理膳食行动、全民健身行动、控烟行动、心理健康促进行动、健康环境促进行动、妇幼健康促进行动、中小学健康促进行动、职业健康保护行动、老年健康促进行动、心脑血管疾病防治行动、癌症防治行动、慢性呼吸系统疾病防治行动、糖尿病防治行动、传染病及地方病防控行动。

【**课堂讨论**】结合家乡和身边亲友的健康状况，思考实施健康中国战略的重要意义。

二、健康城市

健康城市

（一）健康城市的概念

目前国内专家认为：健康城市是指从城市规划、建设到管理各个方面都以人的健康为中心，保障广大市民健康生活和工作，成为人类社会发展所必需的健康人群、健康环境和健康社会有机结合的发展整体。

（二）健康城市的标准

1996 年，世界卫生组织公布了"健康城市 10 条标准"。根据这 10 条标准，提出了人群健康、城市基础设施、环境质量、家具与生活环境、社区作用及行动、生活方式及预防行为、保健福利及环境卫生服务、教育及授权、就业及产业、收入及家庭生活支出、地方经济、人口学统计 12 大项，约 300 小项的健康城市指标参考体系。

2016 年在上海举办第九届全球健康促进大会，发表《健康城市上海共识》。2018 年 3 月，按照国务院《关于进一步加强新时期爱国卫生工作的意见》中关于"建立适合我国国情的健康城市建设指标和评价体系"的要求，全国爱国卫生运动委员会（简称"全爱卫办"）印发并实施《全国健康城市评价指标体系（2018 版）》。评价指标体系针对现阶段我国城市发展中的主要健康问题和健康影响因素，遵循相关性、有效性和可靠性等原则，强调秉持"大卫生、大健康"理念，实施"把健康融入所有政策"策略，坚持"共建共享"，发挥政府、部门、社会和个人的责任，共同应对城市化发展中的健康问题。指标体系包括健康环境、健康社会、健康文化、健康服务和健康人群 5 个一级指标，20 个二级指标，42 个三级指标，能较为客观地反映各地健康城市建设工作的总体进展情况。全爱卫办委托第三方专业机构，每年对全国所有国家卫生城市开展评价工作，构建健康城市指数（healthy city index，HCI），分析评价各城市作为健康城市建设的工作进展，促进各地及时发现工作中的薄弱环节，不断改进健康城市建设的工作质量，推动健康城市建设良性发展。

第二节　健康促进社区与社区健康教育

健康促进社区是健康城市建设的重要内容之一，健康促进社区运动始于1985年的加拿大。健康社区与健康促进社区表述不同，意义相同。美国卫生部于1989年正式启用了"健康社区"概念，并形成了全国性的健康社区、健康城市和健康州的建设。我国的健康社区与健康城市建设几乎同期进行，20世纪90年代，北京、上海、苏州、长春、成都等相继开展健康城市建设试点，并同时启动健康社区的建设。2016年7月，我国发布的《关于开展健康城市健康村镇建设的指导意见》中指出要积极推进健康社区、健康机关、健康企业、健康家庭等"健康细胞"的建设。

一、健康促进社区（健康社区）

健康促进社区

（一）健康促进社区的概念

健康促进社区是指通过社区健康促进，个人、家庭具备良好的生活方式和行为方式，在社区创建良好的自然环境、物理环境、社会心理环境，达到创建具有健康人群、健康环境的健康社区，包括健康政策、健康环境、健康人群和健康管理体系。实际工作中健康促进社区建设是按照行政体制管辖区域划分，包括县区、乡镇、社区等。

（二）健康促进社区的标准

根据全国爱国卫生运动委员会办公室和健康中国行动推进委员会办公室印发的《健康社区建设规范（试行）》《健康乡镇建设规范（试行）》和《健康县区建设规范（试行）》（全爱卫办发〔2021〕），从健康政策、健康社会、健康环境、健康服务、健康教育、健康文化、组织管理等不同方面提出了具体要求。

二、社区健康教育与健康促进

（一）社区健康教育与健康促进的概念

社区健康已成为社区发展的一个重要目标和社区综合实力的重要标志。社区健康教育（community health education）是以社区为单位，以社区人群为教育对象，以促进社区居民健康为目标，有组织、有计划、有评价的健康教育活动。社区健康促进（community health promotion）是通过健康教育和环境支持改变个体和群体行为和生活方式，降低本社区的发病率和死亡率，提高社区居民的生存质量和健康水平。社区健康促进的两大构成因素是健康教育和其他一切能促使行为和社区环境向有益于健康转变的支持系统，包括健康教育以及能够促使行为、环境改变的组织、政策经济支持等各项策略。

（二）社区健康教育的目标与目标人群

1. 目标　发动和引导社区居民树立健康意识，关心自身、家庭和社区的健康问题，积极参与社区健康教育与健康促进规划的制订和实施，养成良好的卫生行为和生活方式，以提高自我保健能力和群体健康水平。

社区健康教育的
目标与目标人群

2. 目标人群　《国家基本公共卫生服务规范》中明确规定，社区健康教育的对象是辖区内居民，重点人群是青少年、妇女、老年人、残疾人、0～6 岁儿童家长、农民工等群体。可将社区居民分为以下 4 类人群。

（1）健康人群　健康人群在社区中占的比例较大，由各个年龄段人群组成，其中重点人群如婴幼儿家长、青少年、妇女及老年人都是健康教育的主要对象。

（2）高危人群　主要指那些目前尚健康，但具有某种高危险性特征（多指疾病）的人群。在健康教育中应侧重于疾病预防知识，帮助其认识疾病的高危因素，改变不良的行为习惯及生活方式，以避免或延迟罹患疾病。

（3）患病人群　分为临床期患者、恢复期患者、残障期患者及临终患者，健康教育侧重于康复知识教育以帮助他们积极配合治疗，自觉进行康复保健锻炼，加速自身康复。对于临终患者，健康教育的实质是死亡教育，帮助其正确面对死亡，消除恐惧。

（4）患者家属及照料者　健康教育侧重于疾病知识、监测技能及家庭护理技能的学习。在长期照料患者的过程中这类群体易产生躯体、心理方面的问题，因此，也是需要帮助的一类人群。

【课堂讨论】 思考常见慢性病的高危人群包括哪些人群。根据影响健康的因素和健康行为相关理论，对高危人群的健康教育具体应包括哪些方面？

（三）社区健康教育的内容与形式

1. 社区健康教育的内容　《国家基本公共卫生服务规范》明确规定社区健康教育服务内容如下。

社区健康教育的
内容与形式

（1）宣传普及《中国公民健康素养——基本知识与技能》。配合有关部门开展公民健康素养促进行动。

（2）对青少年、妇女、老年人、残疾人、0～6 岁儿童家长、农民工等人群进行健康教育。

（3）开展合理膳食、控制体重、适当运动、心理平衡、改善睡眠、限盐、控烟、限酒、控制药物依赖、戒毒等健康生活方式和可干预危险因素的健康教育。

（4）开展高血压、糖尿病、冠心病、哮喘、乳腺癌、宫颈癌、结核病、肝炎、艾滋病、流感、手足口病和狂犬病等重点疾病健康教育。

（5）开展食品安全、职业卫生、放射卫生、环境卫生、饮水卫生、计划生育、学校卫生等公共卫生问题健康教育。

（6）开展应对突发公共卫生事件应急处置、防灾减灾、家庭急救等健康教育。

（7）宣传普及医疗卫生法律法规及相关政策。

【身临其境】学校要对社区开展急救方面的健康教育，你和小组负责家庭急救教育，请和小组同学一起讨论，家庭急救健康教育的具体内容应包括哪些方面，可以采用哪些教育形式，如何评估教育的效果。

2. 社区健康教育的形式和方法

（1）提供健康教育资料，包括发放宣传资料、播放音像资料等。

（2）在社区居民主要活动区或健康教育室等场所设置卫生宣传栏、张贴健康宣传标语等。

（3）开展公众健康咨询活动。利用各种健康主题日或针对辖区重点健康问题，开展健康咨询活动并发放宣传资料。

（4）举办健康知识讲座。定期举办健康知识讲座，引导居民学习、掌握健康知识及必要的健康技能，促进辖区内居民的身心健康。

（5）开展个体化健康教育。乡镇卫生院、村卫生室和社区卫生服务中心（站）的医务人员在提供门诊医疗、上门访视等医疗卫生服务时，要开展有针对性的个体化健康知识和健康技能的教育。技能训练和行为改变可通过专题小组的方式，由健康教育者组织、引导与协调小组成员开展讨论。

第三节　健康促进医院与医院健康教育

1988 年，世界卫生组织在哥本哈根召开国际医院健康促进研究会，启动健康促进医院（health promoting hospital，HPH）项目。我国健康促进医院起步于 20 世纪 80 年代末。

一、健康促进医院

（一）健康促进医院的概念

健康促进医院

健康促进医院是指通过出台、改革和实施一系列政策与规定，促进、保护患者及医务人员自身健康，开展针对不同人群需求的健康教育，改善就医环境，与社区建立互动式的密切联系，为患者、家属以及社区居民提供综合的健康保健服务等措施，不但会有效提高医护质量，改善医护人员的社会形象，还可以促使医院社会效益和经济效益提高。

（二）健康促进医院的标准

1991 年，WHO 在布达佩斯召开第一届健康促进医院国际网络会议，发布了《布达佩斯宣言》，指出除了提供优质的医疗和保健服务外，一个健康促进医院应做到：①医院贯彻实施以健康促进为导向的观念、工作目标和机制；②明确医院环境会对患者、医护人员和社区成员的健康构成影响，医院的物质环境（建筑）应该有助于维持和促进疾病的治疗；③鼓励患者根据自己的健康能力积极参与治疗过程；④在全院鼓励参与有益于健康的活动；⑤为医护人员提供促进和保护他们健康的工作条件；⑥努力使健康促进医院成为健康服务和健康工作场所的示范；⑦与开展健康促进活动的社区和地方政府保持经常性的合作关系；⑧改善与现有社区中的各种社会服务和健康服务活动的交流和合作；⑨通过社区的社会和健康服务、志愿者组织或机构为患者和他们的家属提供更多的支持；⑩确认和承认特殊人群（如老年人、疾病迁延不愈者）和他们的特殊健康需求。承认并尊重不同价值观、需求和文化背景的人群之间存在不同的需要；⑪在医院中为长期住院者和慢性病患者创设支持、人道和鼓励性的生活环境；⑫改善健康促进工作的质量，为患者和医护人员提供多样化的食品与营养服务；⑬为患者及其家属提供咨询、交流和技能培训的服务；⑭为职工提供教育和技能培训；⑮建立与疾病预防和意外伤害相关的数据库，把这些信息与公共政策制定者和社区中的其他机构进行沟通。

2016 年，中国健康教育中心受国家卫生健康委员会委托，研究起草了《健康促进医院试点工作规范》《健康促进医院项目参考方案》和《健康促进医院评价参考标准》（2016 版）等技术指导文件，这些规范和标准从组织管理、健康环境、无烟医院、健康教育和建设效果等多维度提出了健康促进医院建设要求。2021 年全国爱国卫生运动委员会办公室和健康中国行动推进委员会办公室印发的《健康医院建设规范（试行）》（全爱卫办发〔2021〕）也从建设健康环境、优化健康服务、强化健康教育、倡导健康文化、组织管理五个方面提出了健康医院建设规范。

二、医院健康教育

医院健康教育概念形成于 20 世纪 50 年代，起初应用于保险行业以减少慢性病患者的医疗费用。60 年代，美国医院协会与公共卫生协会相继明确提出"健康教育是高标准保健服务不可缺少的组成部分，患者教育是患者服务的组成部分"。1991 年，医院健康促进的概念被写入《布达佩斯宣言》。我国医院健康教育自 20 世纪 80 年代起步。1982 年，卫生部在《全国医院工作条例》中就明确规定要加强对患者的宣传教育，为患者创造一个整洁、肃静、舒适、安全的医疗环境。《中华人民共和国执业医师法》（已废止）规定医院要"宣传卫生保健知识，对患者进行健康教育"。1992 年，将医院健康教育纳入国家卫生城市考核标准。1997 年，中国健康教育协会医院健康教育学术委员会在海口市宣告成立，标志着我国医院健康教育全国协作网络的形成。

（一）医院健康教育与健康促进的概念

1. 医院健康教育（hospital health education） 是指以健康为中心，以医疗保健机构为基础，为改善患者及其家属、医院员工、社区居民健康相关行为，在院内外进行的有目的、有计划、有组织的健康教育活动。

2. 医院健康促进（hospital health promotion） 是指医院健康教育和能促进患者及其家属、医院员工、社区居民的行为以及生活方式改变的政策、法规、财政、组织等环境和支持的综合体。

（二）医院健康教育的目标与目标人群

1. 目标 针对患者的健康状况和疾病特点，通过信息传播和行为干预，

医院健康教育的
目标与目标人群

为患者提供健康信息，帮助患者了解自身健康问题的性质，疾病的发生、发展和转归，了解控制疾病、树立健康观念、加强自我管理的方法，发挥患者及家庭的作用，自愿采纳有利于健康的行为和生活方式，预防疾病，促进健康。

2. 目标人群　医院健康教育的目标人群分为四级。

（1）一级目标人群　患者、家属和陪护人员，这是医院健康教育对象的主体和重点人群。

（2）二级目标人群　医院的医护人员与职工。医护人员既是健康教育的实施者，同时也是医院健康教育的对象。

（3）三级目标人群　包括各级政府领导、广播电视媒体、医院其他工作人员等可以帮助创造有利于社会健康的物质与社会环境的人群。

（4）四级目标人群　社区群众。

（三）医院健康教育的内容与形式

医院健康教育主要包括患者健康教育和医护人员健康教育。

1. 患者健康教育　针对患者个人的健康状况和疾病特点，通过健康教育实现三级预防，促进患者身心健康。可分为门诊健康教育、住院健康教育、出院健康教育、随访健康教育。

（1）门诊健康教育　是指在门诊治疗过程中对患者进行的健康教育，包括候诊健康教育、随诊健康教育、门诊健康咨询等。①候诊健康教育：在患者候诊期间所进行的教育。内容包括候诊知识、就诊常识、规章制度以及常见性疾病卫生保健知识等。形式包括口头讲解、在候诊厅放置健康知识宣传资料、设置健康教育宣传栏、播放视音频等。②随诊健康教育：医生在给患者诊疗的过程中，根据患者所患疾病的有关问题进行的面对面的口头教育。如针对该科各种常见病、多发病的诊疗保健知识，指导患者进行自我保健和家庭保健等。③门诊健康咨询：医务人员对门诊咨询者提出的有关疾病和健康问题进行解答和医学指导，咨询服务形式有心理咨询门诊、健康咨询站、专家咨询门诊等。县级以上医院要设立咨询室或心理门诊，以满足各类人群不同需要。

（2）住院健康教育　住院健康教育包括入院健康教育和病房健康教育。①入院健康教育：指在患者入院时，对患者或家属进行的健康教育，主要内容有医院的有关规章制度、生活环境、注意事项等。多为护士采用口头教育或发放宣传资料等形式，使患者和陪护人员尽快熟悉住院环境，稳定情绪，遵守住院制度，积极配合治疗。②病房健康教育：指在患者住院期间进行的经常性的健康教育工作，是健康教育的重点。可以在各个病区设立健康教育版面、健康教育橱窗、健康教育培训室，配置多媒体教育设备，发放健康教育科普资料，对患者及其家属进行医疗诊治、护理及其他基本服务的专项培训教育与答疑解惑。

（3）出院健康教育　是指在患者病情稳定或康复出院前，医护人员以口头谈话和健康教育处方形式向患者及其家属说明住院治疗的结果、疾病现状和预后，提出合理用药和定期复查等注意事项，进行生活方式和家庭护理指导的健康教育活动。出院健康教育是在患者出院后进一步巩固治疗效果、防止疾病复发、促进康复的重要手段。

（4）随访健康教育　随访健康教育是病房健康教育的重要组成部分之一，是出院健康教育的延伸。其对象主要是有复发倾向、需要接受长期健康指导的慢性病患者。随访教育

医院健康教育的
内容与形式

包括电话随访和走访。通过电话随访，医护人员了解患者出院后病情的变化和康复情况，以及影响患者康复的主要因素等。走访一般针对需长期追踪的患者开展；通过走访，全面了解病情的变化情况、患者的实际需求、患者的意见和建议等；走访者应根据患者的需要开展现场指导。

【课堂讨论】如果你是一名社区健康教育工作者，思考在患者出院后如何将社区健康教育与医院的健康教育衔接。

2. 医护人员健康教育　其教育形式包括通过参加脱产短训班、进修、在职自修、项目专项培训，以及采用集体授课、授课与练习相结合、授课与讨论相结合、现场实践、案例分析、交流考察、网络教育等形式进行。不同的健康教育对象教育内容有所不同。

（1）专业健康教育骨干　①健康教育基本知识及技能：包括健康心理、健康行为、人际交流与沟通技巧、健康传播、活动的组织与策划、培训方法等。②疾病知识：包括早期症状的自我识别与处理、疾病危险因素、健康管理和健康监测等方面。③项目管理：包括社区诊断、项目设计、现场调查、问卷设计、资料的统计分析、效果评价、报告撰写等。

（2）全体医务人员　①健康教育基本理论知识：如讲座技巧与活动技巧，课件制作技巧，健康教育调查研究技巧，健康生活方式的干预，疾病的心理健康教育等方面。②健康教育专业知识与技能：行业相关法律法规、传染病及突发性公共卫生事件的防治知识、常见病和多发病防治与保健知识、慢性非传染性疾病的防治知识、意外伤害的预防和急救知识、医学检查知识、心理卫生知识、饮食起居与日常生活中的卫生知识等内容的健康教育培训。

第四节　健康促进学校与学校健康教育

学校不仅是传授知识的场所，也是健康教育与健康促进效果最好、时机最佳，让学生获得身心健康发展的重要场所。1997 年，第四届健康促进国际会议通过《雅加达宣言》，健康促进学校由此从试点走向推广。我国自 1995 年引入健康促进学校理念和策略，通过多年探索，健康促进学校建设不断成熟。2014 年，国家卫生和计划生育委员会发布《全民健康素养促进行动规划（2014—2020）》，提出在全国范围内开展健康促进学校工作，健康促进学校进入全面发展阶段。

健康促进学校

一、健康促进学校

（一）健康促进学校的概念

联合国教科文组织与世界卫生组织共同发布了《让每所学校成为促进健康的学校：全球标准和指标》提出：健康促进学校（health promoting school，HPS）是一种为了给生活、学习、工作创造安全健康环境而不断加强自身能力建设的学校。世界卫生组织确定了 HPS

的六大关键特点或"支柱"，包括健康相关的学校政策、健康的学校物理环境、健康的学校社会环境、健康相关的技能与教育、与学生父母和学校社区的联系、学校健康服务的可及性。

（二）健康促进学校的标准

健康促进学校（HPS）共有八项全球标准，这些标准构成了一个体系，以逐步实现健康学校的愿景。

1. 政府政策和资源　整个政府都致力于将每所学校建设成健康促进学校，并对事业进行投资。

2. 学校政策和资源　学校采用全校参与法，致力于将自己打造成健康促进学校，并对这项事业进行投资。

3. 学校治理和领导力　学校治理和领导力的全校参与模式，能够为健康促进学校的建设提供支持。

4. 学校与社区之间的伙伴关系　学校与当地社区就建设健康促进学校对接与合作。

5. 学校课程　学校课程在身体、社会情感和心理层面上支持学生的健康与福祉。

6. 学校社会情感环境　学校可以提供安全、支持性的社会情感环境。

7. 学校物理环境　学校可以提供健康、安全、包容的物理环境。

8. 学校健康服务　所有学生都能够享受校内或学校所对接的综合性健康服务，满足其身体、情感、社会心理、教育方面的保健需求。

2017年2月正式实施的《健康促进学校规范》，由原国家卫生和计划生育委员会发布。

1. 范围　适用于全日制普通中小学校。

2. 建设原则　以促进学生健康发展、因地制宜、学校卫生基本要求与优先项目相结合、过程评估与效果评估相结合为建设原则。

3. 基本框架内容　政策支持、组织保障、环境营造、社区联合、健康技能培养、卫生服务。

4. 政策支持　学校签署承诺书、制订开展建设工作的计划、制定和完善健康促进学校工作制度。

5. 组织保障　建立健康促进学校工作组，工作组人员接受培训。

6. 环境营造　营造基础性的健康安全的物质环境和有利于健康的社会氛围。

7. 社区联合　与所在社区建立沟通机制和渠道，与社区共享资源，与学生家庭建立沟通机制和渠道，社区和家庭参与学校的管理。

8. 健康技能培养　开设健康教育课，开展健康教育活动，使学生和教职员工掌握必要的健康知识和技能。

9. 卫生服务　开展健康监测；开展健康评估，提供预防保健服务；提供必要的医疗服务；提供心理健康教育；开展健康促进优先项目实施计划中的卫生服务；学生和教职员工的健康状况得到改善。

《健康学校建设规范（中小学版）（试行）》（全爱卫办发〔2021〕）从建设健康环境、完善健康服务、加强健康教育、倡导健康文化、组织管理五个方面提出了健康学校（中小学）的建设规范。

二、学校健康教育与健康促进

（一）学校健康教育

1.学校健康教育的概念　学校健康教育（school health education）是以学生为主要对象，针对其学习、发育等特点和对健康的需求而进行的有目的、有计划、有组织的健康知识和技能的传播。

2.学校健康教育的目标与目标人群

（1）目标　通过学校健康教育，学生获得必要的卫生知识，树立正确的健康价值观，培养健康行为，采取良好的生活方式，从而实现预防疾病、增强体质、促进身心健康发育、提高终身生活质量的目标。

学校健康教育的
目标与目标人群

（2）目标人群　按学校健康教育目的和对象的不同，学校健康教育的目标人群可分为四级。①一级目标人群：学生群体，即通过健康教育要改变其行为的最直接目标人群。②二级目标人群：包括授课教师和学生家长，他们是与学生有着直接的利益关系，能对学生行为产生重要影响的人群。③三级目标人群：包括学校领导、有威望的长辈等受学生尊重和信任的人群。④四级目标人群：包括各级政府领导、各种媒体、学校其他工作人员等可以帮助创造有利于学生成长的物质和社会环境的人群。

3.学校健康教育的内容

（1）中小学生健康教育内容　2008年印发了《中小学生健康教育指导纲要》（教体艺〔2008〕12号），提出中小学健康教育内容包括五个领域：健康行为与生活方式、疾病预防、心理健康、生长发育与青春期保健、安全应急与避险；依照小学低年级、小学中年级、小学高年级、初中年级、高中年级五级水平，把五个领域的内容合理分配到五级水平中。五级不同水平互相衔接，完成中小学校健康教育的总体目标。

学校健康教育的
内容与形式

（2）大学生健康教育内容　教育部印发《普通高等学校健康教育指导纲要》，提出高校健康教育内容主要包括健康生活方式、疾病预防、心理健康、性与生殖健康、安全应急与避险五个方面。

4.学校健康教育的形式和方法

（1）直接健康教育　包括健康教育课、健康教育讲座、健康咨询、小组活动、个别劝导、同伴教育等形式。

（2）间接健康教育　健康信息通过电视、广播、公众号、短视频平台、宣传栏、书籍、手册和教学设备等工具进行间接传播。

（3）专题健康教育　针对某种健康问题进行的专题教育，如青春期性健康教育、吸烟健康教育、传染病预防的健康教育等。

【身临其境】如果你和小组同学要为一所小学开展呼吸道传染病的健康教育，请和同学们讨论健康教育的内容、形式，要做哪些准备，注意事项有哪些。

（二）学校健康促进

学校健康促进

1. 学校健康促进的概念　　学校健康促进（school health promotion）是在学校健康教育的基础上发展起来的，强调通过学校、家长和学校所属社区内所有成员的共同努力，给学生提供完整的、有益的经验和知识结构，创造安全健康的学习环境，提供合适的健康服务，动员家庭和更广泛的社区参与，共同促进师生健康。

2. 学校健康促进的内容　　学校健康促进的内容是综合性的，影响学校生活的各个方面。

（1）学校健康政策的制定　　①学校把健康教育规划纳入整个教育工作计划之中，并有明确的责任制度。②学校保证实施健康教育有关政策。③健康检查制度。④根据《全国学生常见病防治方案》的要求，制定本校学生常见病防治制度。⑤制定防治传染病（包括艾滋病）制度。⑥制定保证男女平等和避免欺弱行为发生的政策。⑦制定保证学生必要膳食营养摄入的政策。⑧制定校内禁止吸烟和非法使用药物的措施，并禁止学生饮酒。⑨学校内有安全防范和急救措施。

（2）学校健康的物质环境　　①学校的建筑和设施应符合国家有关学校卫生标准及学校建筑规范。②学校的卫生设施应符合国家有关的卫生标准和要求。③学校食堂卫生符合国家有关食品卫生法规、标准的要求。④学校不得出售不利于学生健康和安全的食品和用品。⑤组织学生参与维护校园清洁、绿化、美化的活动。⑥对上述学习环境、必要设备进行定期监测，并保证符合国家卫生标准。⑦接受有关部门的卫生监督检测。

（3）学校健康的社会环境　　①学校要创造一个互相关心、信任和友好的环境，树立良好的校风。②教师对学生不施加苛刻的纪律，并鼓励学生主动学习，尊重学生个性发展。③学校对有特殊困难的学生提供适当的支持和帮助。④不同民族、性别的学生都应受到尊重。

（4）建立良好的社区关系　　①学校应主动向社区及家长通报学校健康教育计划，以争取其合作与支持。②社区应支持并参与学校的健康教育活动，帮助学校创造良好的周围环境。③学生家长应主动保持与学校的联系，并参与学校健康教育活动。④学校应积极争取与大众传媒合作，向社会通报学校健康教育活动以争取社会舆论的支持。

（5）培养个人健康技能　　①学校将健康教育课纳入教学计划，做到有课时、有教材、有教师、有规范的教学管理过程、有评价资料（如试卷等）。②培养学生良好的个人卫生习惯，掌握个人健康技能。③组织和鼓励学生积极参加健康教育课外活动，并将健康知识向家庭和社区传播。

（6）开展健康服务　　①定期对师生进行预防性体检，建立健康档案。②开展学生常见病综合防治工作。③为学生提供心理健康咨询服务。④开展免疫接种，防治传染病。

【**课堂讨论**】作为一名大学生，思考如何从自身做起促进和维护健康校园建设。

第五节 健康工作场所与工作场所健康教育

工作场所（workplace）是人们在一定范围内从事职业活动的地方。由于劳动力人口在社会总人口中的比例以及其在社会经济建设中的作用，工作场所健康教育与健康促进被认为是成本效益最高的领域。

一、健康工作场所

（一）健康工作场所的概念

世界卫生组织 2010 年出版了《健康工作场所行动模式：供用人单位、劳动者、政策制定者和实践者使用》，其中，健康工作场所定义为：由工人和管理者共同采取的为保护和促进所有工人的健康、安全和福祉的持续改进过程以及可持续的工作场所。

工作场所健康促进
的内容和项目

（二）健康工作场所的标准

《健康企业建设规范（试行）》（全爱卫办发〔2019〕3 号）从建立健全管理制度、建设健康环境、提供健康管理与服务、营造健康文化四个方面提出了健康企业的建设规范。

1. 建立健全管理制度 企业成立健康企业建设工作领导小组，制定健康企业工作计划，明确部门职责并设专兼职人员负责。鼓励企业设立健康企业建设专项工作经费，专款专用。建立完善与劳动者健康相关的各项规章制度，保障各项法律法规、标准规范的贯彻执行。规范企业劳动用工管理，鼓励企业为员工投保大病保险。完善政府、工会、企业共同参与的协商协调机制，发动员工积极参与健康企业建设。

2. 建设健康环境 改善工作生产环境，无卫生死角，"三废"排放和贮存、运输、处理符合国家、地方相关标准和要求。开展病媒生物防制，工作及作业环境、设备设施应当符合工效学要求和健康需求。全面开展控烟工作，打造无烟环境。加强水质卫生管理，确保生活饮用水安全。加强企业食堂和就餐场所管理。厕所设置布局合理、管理规范、干净整洁。落实职业病防护设施"三同时"（同时设计、同时施工、同时投入生产和使用）制度，做好职业病管理。

3. 提供健康管理与服务 鼓励依据有关标准设立医务室、紧急救援站等，配备急救箱等设备。为员工提供免费测量血压、体重、腰围等健康指标的场所和设施。建立企业全员健康管理服务体系，实施人群分类健康管理和指导，降低职业病及慢性病患病风险。采取切实可行措施，防止疾病传播流行。鼓励设立心理健康辅导室，制订并实施员工心理援助计划。组织开展健身活动，完善员工健身场地及设施。落实《女职工劳动保护特别规定》，将妇科和乳腺检查项目纳入女职工健康检查。建立女职工卫生室、孕妇休息室、哺乳室、母婴室等设施。依法组织本单位的职业病防治工作，对存在或者产生职业病危害的工作场所应提示或告知，并设置报警、应急区域和设备。建立完善并执行职业健康监护制度，妥善安置、保护有职业禁忌、职业相关健康损害和患有职业病的员工，保护其合法权益。优先采用有利于防治职业病和保护劳动者健康的新技术、新工艺、新设备、新材料。加强企业主要负责人、职业卫生管理人员、劳动者职业卫生培训，普及职业卫生知识，增强职业病防范意识和能力。

4. 营造健康文化　广泛开展健康知识普及，倡导企业员工主动践行合理膳食、适量运动、戒烟限酒等健康生活方式。定期组织开展传染病、慢性病和职业病防治及心理健康等内容的健康教育活动，提高员工健康素养。定期对食堂管理和从业人员开展营养、平衡膳食和食品安全相关培训。关爱员工身心健康，构建和谐、平等、信任、宽容的人文环境。采取积极有效措施预防和制止工作场所暴力、歧视和性骚扰等。切实履行社会责任，积极参与无偿献血等社会公益活动。

《健康机关建设规范（试行）》（全爱卫办发〔2021〕4号）从建设健康环境、完善健康服务、倡导健康文化、组织管理四个方面提出了健康机关的建设规范。

（三）健康工作场所行动模式

《健康工作场所行动模式：供用人单位、劳动者、政策制定者和实践者使用》，为工作场所健康保护和促进提出了一个全球性的框架。创建健康的工作场所，应考虑以下方面。

（1）实体工作环境中的健康和安全。

（2）社会心理工作环境中的健康、安全和福祉，包括工作组织和工作场所文化。

（3）工作场所中的个人健康资源。

（4）通过参与社区活动，促进工人、家庭及其他社区成员的健康。

二、工作场所健康教育

（一）工作场所健康教育的概念

工作场所健康教育（workplace health education）等同于职业健康教育概念。是根据不同职业人群的职业特点，针对其所接触的职业危害因素进行的卫生知识和防护知识的教育，以使个人和群体都能树立和提高自我保健意识水平，从而促使其自觉主动地采取预防措施，防止各种职业危害因素对健康造成损害。其本质是行为改变。

（二）工作场所健康教育的目标与目标人群

1. 目标　提高各级企业管理人员和职工的职业健康知识水平和自我保护意识，动员和组织广大职工参与各种有计划、有目的的健康教育活动，指导职工消除其心理、社会和环境中不利于健康的因素，改进职工不健康的生活习惯和方式，促进其健康行为的形成，预防和降低职业病、传染病、常见病的发病率，增强职工体质，提高劳动生产率，促进企业的可持续发展。

工作场所健康教育的目标与目标人群

2. 目标人群　工作场所健康教育对象包括用人单位管理者和职业人员。

（1）用人单位管理者　《中华人民共和国劳动法》规定用人单位必须对职业人员进行劳动安全卫生教育，必须为职业人员提供符合国家规定的劳动卫生安全条件和必要的劳动防护用品，对从事有职业危害的职业人员应定期进行健康检查。因此对用人单位负责人的健康教育包括宣传职业病防治知识，进行劳动法规和卫生监督教育，提高企业法律意识。

（2）职业人员　包括普及职业病防治知识，加强职业卫生自我防护、职业卫生操作规程和正确使用劳动防护器材的教育，同时职业人员还应接受劳动法和职业病有关法律法规教育，懂得职业的合法权利。注意应涵盖对缺乏医务照料职业人群的健康教育。

 知识链接 ▶▶▶

缺乏医务照料职业人群

1987 年 WHO 执行局第 79 届会议指出，缺乏医务照料职业人群是指某些未包括在国家卫生服务范围内的职业人群，如农业工人、乡镇企业工人、城镇的流动人口等，应给予充分重视。针对他们难以实施成套的健康教育规程，通常是通过初级卫生保健加以贯彻。

（三）工作场所健康教育的内容与形式

1. 工作场所健康教育的内容　《中华人民共和国职业病防治法》第三十五条规定，对从事接触职业病危害的作业的劳动者，用人单位应当按照国务院卫生行政部门的规定组织上岗前、在岗期间和离岗时的职业健康检查，并将检查结果书面告知劳动者。职业健康检查费用由用人单位承担。用人单位不得安排未经上岗前职业健康检查的劳动者从事接触职业病危害的作业；不得安排有职业禁忌的劳动者从事其所禁忌的作业；对在职业健康检查中发现有与所从事的职业相关的健康损害的劳动者，应当调离原工作岗位，并妥善安置；对未进行离岗前职业健康检查的劳动者不得解除或者终止与其订立的劳动合同。

（1）职业健康观念的健康教育　职业健康观念的健康教育是工作场所健康教育的基础，用人单位管理者和职业人员应树立健康观念，把职业健康作为行业发展的一个重要因素，认识到职业健康问题是企业发展的关键因素，同时也是自身有效权利的保障。通过开展职业健康教育，改善职业健康环境，提高职业人群健康素质。

（2）职业安全防护及职业伤害应急处理教育　职业安全防护教育、职业伤害应急处理教育是有效预防职业物质因素危害的健康教育手段。①职业安全防护教育：是以防止职工在职业活动过程中发生各种伤亡事故为目的的健康教育，以保护人的生命安全和健康为基本目标，是职业卫生健康教育中的重要内容。职业安全防护教育包括各种有害因素特点的教育、健康危害特点的教育、个人技能的教育、遵守职业安全制度和操作规程的教育，以及改造环境、改善劳动条件的教育。对不同行业职工的安全知识、意识和态度的安全防护教育各有侧重。例如，对建筑、制造等行业要加强预防高处坠落、机械伤害等的教育；对化工、油漆喷涂等接触有毒有害气体或物品的行业要强调通风、防尘、佩戴防护器具等的教育。②职业伤害应急处理教育：职业卫生突发事件具有意外、突发、群体性的特点，发生地点多为施工现场，必须对从业人员进行应急处理、自救等知识的培训，提高危机意识和现场急救能力。

【身临其境】 如果你是一名社区的健康教育工作者，请和同学讨论对社区从事外卖和快递工作的人员如何加强职业安全防护和职业伤害应急处理教育。

（3）精神心理健康教育　随着生活和工作节奏加快、生产方式和管理体制的转变，我国职业人群的心理健康和职业紧张问题日益突出，对于长期从事简单重复的作业，长期与家庭、社会隔离的工作以及精神高度集中的工作，更应重视精神心理健康教育。主要包括以下四个方面。①采取先进有效的管理模式，合理地组织劳动生产，处理好管理者与职工之间的关系。②根据职工的心理特点，开展社会、职业角色教育，有针对性地开展心理卫生健康教育，引导职工正确认识自己，提高心理紧张缓解能力。③加强岗位培训教育，提高职工的综合素质和适岗能力。④开展特殊人群的心理教育，对精神或心理有异常表现者，应尽快进行心理咨询、诊断和治疗。

（4）法律法规教育　职业卫生法律法规有《中华人民共和国劳动法》《中华人民共和国职业病防治法》《使用有毒物品作业场所劳动保护条例》《中华人民共和国传染病防治法》《中华人民共和国食品安全法》《公共场所卫生管理条例》和《突发公共卫生事件应急条例》等。企业负责人和职业人员在了解职业卫生法律知识的基础上，了解各自的权利、义务和责任，按照法律法规改善劳动环境、劳动条件，重视从业环境的健康监测和从业人员的健康体检。

2. 工作场所健康教育的形式和方法　健康教育形式和方法的选择应考虑不同人群的特点和接受能力。

（1）对工矿企业职工、企事业单位脑力劳动者、政府机构事业单位工作人员、其他企业生产经营服务及商业服务人员等人员分层进行各种形式的培训和教育。①编制职业健康教育相关的教材并组织培训；②利用媒体，开办职业健康教育的专栏、专题节目；③在企业网站上开设职业健康教育的专栏；④利用录像、板报、图片等。

（2）对缺乏医务照料职业人群健康教育形式和方法如下：①扩大基层卫生保健网的覆盖率，改善服务质量；②举办短训班，对基层卫生医务人员进行职业健康教育，以便对农业职业人群开展基本的职业卫生服务，并与初级卫生保健紧密结合；③通过农村新闻媒介及通俗读物对农业职业人群进行促进健康的教育。

【课堂讨论】思考如何利用现代信息技术加强对缺乏医务照料职业人群的健康教育，可采取哪些形式，教育内容应侧重哪些方面。

第六节　健康家庭与家庭健康教育

家庭是个人健康和疾病发生发展的重要因素，对健康的影响广泛而持久。除了遗传倾向、疾病易于在家庭成员之间传播等因素外，家庭成员具有相同的生活方式，家庭教育、家庭关系、家庭信念也会对健康产生一定的影响。

一、健康家庭

健康家庭建设的任务

（一）健康家庭的概念

健康家庭是指家庭成员履行自身健康第一责任，掌握必备的健康知识和技能，践行文明健康绿色环保生活方式，传承优良家风家教，家庭环境卫生健康，家庭成员身体、心理和社会生活处于良好状态的家庭。健康家庭有以下特点：①良好的生活环境；②和谐的家庭氛围；③健康的生活行为；④优生优育；⑤健康的养老保障。

（二）健康家庭的标准

2021年11月24日，全国爱国卫生运动委员会办公室（全爱卫办）、健康中国行动推进委员会办公室联合发布《关于印发健康村等健康细胞和健康乡镇、健康县区建设规范（试行）的通知》（全爱卫办发〔2021〕4号）、《健康家庭建设规范（试行）》。2024年1月发布《关于全面开展健康家庭建设的通知》（国卫办人口发〔2024〕1号）、《健康家庭建设指南（试行）》。其中，健康家庭建设包括基本条件、健康环境、健康知识与技能、健康行为、优良家风五个方面。

1. 基本条件

（1）家庭主要成员在本村（社区）居住满1年。

（2）家庭成员与当地村（社区）卫生服务机构实行责任医师签约制度，接受家庭签约医生的诊疗和家庭健康指导员健康生活方式的指导等。

（3）家庭成员健康状况良好。

2. 健康环境

（1）树立绿色环保理念，自觉保护生态环境，做到室内外环境整洁，通风良好，无蚊蝇滋生地，无卫生死角，家庭垃圾分类袋装并投放，厕所、阳台、楼道卫生整洁，确保饮用水安全、卫生。

（2）家庭有3种及以上健康支持性工具（如体重秤、血压计、腰围尺、控油壶、控盐勺、计步器、运动健身器材等），配备家庭保健药箱，并妥善存放、定期整理。

3. 健康知识与技能

（1）家庭成员树立"每个人是自己健康的第一责任人"理念，崇尚健康生活、家庭保健、优生优育、男女平等、尊老爱幼等新型观念。家庭中至少有1人具备基本健康素养。

（2）家庭成员积极参加健康生活方式和体育健身技能相关活动。

（3）家庭定期学习健康知识，家庭成员具有获取并辨别健康信息的能力，关注健康信息并且拥有健康资料（书、报、期刊、新媒体等任意一种）。

（4）家庭成员中至少一人会测量体温、脉搏、血压，并学习掌握基本急救知识和技能。

（5）购买食品仔细查看生产日期、保质期，能看懂食品标签。

（6）科学就医，能使用网络预约挂号等智慧医疗服务，遵从分级诊疗，文明有序就医，严格遵从医嘱。

4. 健康行为

（1）家庭成员建立文明健康绿色环保的生活方式，养成"勤洗手、常通风、科学佩戴口罩、用公筷"等良好卫生习惯。

（2）家庭成员不吸烟，家中无烟具，能主动劝导来访客人中的吸烟者不吸烟；家庭成员不敬烟、不劝烟，礼尚往来不送烟；积极参加控烟宣传活动；吸烟者应充分运用身边可及的戒烟资源主动戒烟。

（3）家庭成员具有良好的健身习惯，每人每周锻炼3次及以上，每次半小时以上，熟练掌握至少1项运动健身技能，家庭体育锻炼常态化、科学化。

（4）家庭成员定期体检并保存好体检表，每两年至少1次。肥胖得到有效控制，慢性疾病纳入社区定期随访管理并得到有效控制。

（5）家庭成员心理健康，适应社会发展，有压力时能向家庭成员倾诉，能有效调节家庭矛盾。

（6）家庭重视营养，掌握健康烹饪方法，膳食合理，多果蔬、低脂、低盐，采取减盐控油措施。

（7）家庭成员每天早、晚2次刷牙，牙刷应当每3个月更换一次；不共用毛巾。

（8）家庭成员（成人）每天睡眠时间不少于7小时，未成年人每天睡眠时间不少于8小时。

（9）家庭成员关注并接受文化科技知识，乐于学习，勇于尝试，积极参与各类促进家庭健康活动。

5. 优良家风

（1）家庭成员遵纪守法，行为规范。家风文明，不骄不奢，勤俭持家。

（2）重视子女家庭教育，注重中华优秀传统文化教育，注重言传身教，教育子女树立正确的人生观、世界观、价值观，培育良好品德。

（3）家庭成员自觉承担家庭责任，孝老敬亲，夫妻和睦，老少和顺。

（4）熟悉优化生育政策，适龄婚育、优生优育，夫妻共担育儿责任，破除高价彩礼、大操大办等陈规陋习，婚事简办新办。

（5）邻里关系和睦，乐于助人。关爱妇女儿童和弱势群体。家庭成员每年至少参加2次公益活动。

【课堂讨论】对照健康家庭的标准，思考一下自己的家庭还需在哪些方面进行改进。

二、家庭健康教育

（一）家庭健康教育的概念

家庭健康教育的目标与目标人群

家庭健康教育（family health education）是以家庭健康为目标，对家庭成员进行有计划、有组织、有系统的健康教育活动，促使家庭成员自觉采取有利于健康的行为和生活方式，消除和降低影响健康的危险因素，以达到预防疾病、促进健康、提高生活质量的目的。

（二）家庭健康教育的目标与目标人群

1. 目标 通过家庭健康教育，培养增强家庭成员健康理念，促使家庭成员提高自我保健能力，养成良好卫生习惯，倡导文明、健康、科学的生活方式，消除或降低影响健康的危险因素，预防疾病、残疾或非正常死亡的发生，维护和促进家庭成员健康。

2. 目标人群　家庭成员是家庭健康教育的目标人群。按人的生命周期或家庭周期可有针对性地选择合适的对象作为家庭健康教育的目标人群。

（三）家庭健康教育的内容与形式

家庭健康教育的
内容与形式

1. 家庭健康教育的内容　在开展家庭健康教育活动时，可着重从生活方式、心理健康、家庭环境健康、常见疾病的防治知识及用药常识、意外伤害、生殖及性教育等方面进行教育。

（1）生活方式教育　健康生活方式，是指有益于健康的习惯化的行为方式，主要包括合理膳食、适宜运动、控制体重、戒烟限酒、心理平衡等方面。①合理膳食：《中国居民膳食指南（2022）》为合理膳食提供了权威的指导。②适宜运动：运动应量力而行、循序渐进，结合自身的兴趣、身体状况，选择适合自己的运动形式、强度和运动量，《中国人群身体活动指南（2021）》为身体活动提供了指南，可参考第二章第三节相关内容。③控制体重：控制体重最有效的措施是控制能量摄入和增加体力活动。控制高热量食物（高脂肪食物、含糖饮料及酒类等）的摄入，适当控制主食（糖类）摄入量。在运动方面，根据自身情况可选择规律的、中等强度的有氧运动。减重的速度因人而异，通常以每周减重 0.5～1kg 为宜。④戒烟限酒。

（2）心理健康教育　家庭心理健康教育内容包括了解心理健康的相关知识，人生各阶段的心理卫生常识，能够营造良好的家庭生活氛围，并能积极应对家庭不良生活事件。在开展家庭心理卫生教育时，针对不同生命周期和家庭周期心理健康问题，选择比较简单易懂又与日常生活相关的心理卫生常识作为教育内容。

（3）家庭环境健康教育　包括家庭建筑设计、室内装修、避免环境污染等。建筑设计包括选址、环境布局、通风采暖卫生、采光与照明、绿化美化等；室内装修包括住房的面积结构、适老化改造、不同房间的室内设计等方面；环境污染包括厨房油烟、卧室噪声、吸烟等方面。

（4）常见疾病的防治知识及用药常识教育　包括家庭护理方法如冷热敷、测量体温等方法，物品的家庭消毒方法，常见慢性病防治知识和用药常识等。用药常识教育包括指导正确选购和保管药品，了解药品的批准文号及有效期，用药剂量、不同剂型的使用方法和注意事项、药物的不良反应；注意药物搭配禁忌以及饮食对药物作用的影响。

（5）意外伤害教育　如中毒的预防和应急处理，雷击、溺水、地震等自然灾害的安全防范，火灾、触电、外伤、烧烫伤、骨折、噎食、心脏骤停等应急处理常识。

（6）生殖与性教育　包括夫妻间的生殖与性教育、父母对子女的性教育、中老年性教育等。性教育应该开始于儿童和少年时期，家长应积极参与性教育，主动关心询问孩子的性困惑，要帮助孩子顺利度过青春期，必要时家长要参加相关培训，以获得正确的教育方法。

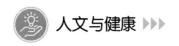

生殖健康

WHO 指出：生殖健康是指在生命所有阶段的生殖功能和生殖过程中，身体、心理和社会适应状态良好，没有疾病和虚弱。其内涵包括：能够进行负责、满意和安全的性生活，不担心传染疾病和意外妊娠；能生育，并有权决定是否生育和生育时间；能安全妊娠和分娩，保障婴儿存活并健康成长；能知情选择和获得安全、有效、可接受的节育措施。生殖健康覆盖着人们的整个生命周期，并已跨出生物医学范畴，不仅考虑到女性和男性在生殖方面的需要，而且也涉及女性和男性的权利、平等、公正和尊严。

根据上述资料，思考生殖健康对于建设健康家庭的意义。

不同年龄健康教育的主要任务如下。①出生～18 个月：是初步建立影响一生的健康生活方式的阶段，主要任务是先天性疾病的筛检（如先天性甲状腺功能减退症、高苯丙氨酸血症、神经管畸形）、母乳喂养、添加辅助食物、预防接种、防治各种传染病、防止意外窒息等。②19 个月～6 岁：主要任务是传染病和意外伤害的预防，营养性及生长发育相关问题如佝偻病、贫血、维生素缺乏、发育迟缓、智力落后、言语障碍等。③7～12 岁：主要任务是健康生活方式教育，如不接触烟酒、平衡膳食、定期体育锻炼、青春期的性知识教育等，开展口腔保健、意外伤害的预防等。④13～18 岁：学习相关问题及心理健康教育，如厌学与逃学、离家出走、意外伤害、自杀等，不良生活方式和行为，生殖与性教育如性行为与性保护等。⑤19～39 岁：健康生活方式教育如平衡膳食、体育锻炼、戒烟和控制饮酒，生殖与性教育方面如优生优育指导、安全的性生活以及防止性传播疾病等。⑥40～64 岁：针对常见慢性疾病如冠心病、高血压、糖尿病、恶性肿瘤（肝癌、肺癌、乳腺癌、结肠癌等）、骨质疏松等开展健康教育活动。⑦65～84 岁：常见疾病防治教育，如降低高血压、心脏病、糖尿病、老年性痴呆、抑郁、焦虑的发病与死亡率，保持适当体重，减少跌倒。⑧85 岁以上：降低慢性病对生存质量的影响。

2. 家庭健康教育的形式和方法　家庭健康教育形式和方法多种多样，主要包括个人传播、集体传播和大众传播。

（1）个人传播　如个别谈话、谈心、咨询等。

（2）集体传播　包括讲座、座谈会、报告会、经验交流会、参观访问、大组或小组讨论等。如以社区为单位开展家庭健康教育讲座和咨询，培训家庭主要成员，使其能够承担起对家庭其他成员进行教育、指导和监督的作用；或者树立典范，引导其他家庭积极参与健康教育活动；也可组织小团体式学习，由兴趣、需求相近的几个家庭组成一个学习小组，集中学习、集体讨论，形成开放、和谐的团体气氛，达成健康教育目标。

（3）大众传播　充分利用媒体宣传的优势，如电视、网络、报纸、杂志、书籍等大众传媒，结合健康教育宣传栏、宣传资料等，也可利用戏剧、摄影、展览等形式，广泛开展家庭健康教育活动。

学习小结 ▶▶▶

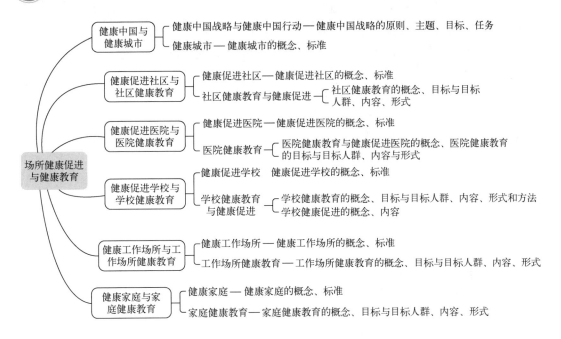

场所健康促进与健康教育
├─ 健康中国与健康城市
│   ├─ 健康中国战略与健康中国行动 — 健康中国战略的原则、主题、目标、任务
│   └─ 健康城市 — 健康城市的概念、标准
├─ 健康促进社区与社区健康教育
│   ├─ 健康促进社区 — 健康促进社区的概念、标准
│   └─ 社区健康教育与健康促进 ┬ 社区健康教育的概念、目标与目标
│   └ 人群、内容、形式
├─ 健康促进医院与医院健康教育
│   ├─ 健康促进医院 — 健康促进医院的概念、标准
│   └─ 医院健康教育 ┬ 医院健康教育与健康促进医院的概念、医院健康教育
│   └ 的目标与目标人群、内容与形式
├─ 健康促进学校与学校健康教育
│   ├─ 健康促进学校   健康促进学校的概念、标准
│   └─ 学校健康教育 ┬ 学校健康教育的概念、目标与目标人群、内容、形式和方法
│   与健康促进   └ 学校健康促进的概念、内容
├─ 健康工作场所与工作场所健康教育
│   ├─ 健康工作场所 — 健康工作场所的概念、标准
│   └─ 工作场所健康教育 — 工作场所健康教育的概念、目标与目标人群、内容、形式
└─ 健康家庭与家庭健康教育
    ├─ 健康家庭 — 健康家庭的概念、标准
    └─ 家庭健康教育 — 家庭健康教育的概念、目标与目标人群、内容、形式

目标检测 ▶▶▶

一、单选题

1. 社区健康教育项目设计程序先后排序正确的是（　　）。

①社区需求评估；②制订目标和指标；③确定优先项目；④确定教育（干预）策略；⑤制订监测与评价方案；⑥安排项目活动日程；⑦项目经费预算。

A.①③②④⑥⑤⑦　　　　　　　B.①②③④⑥⑤⑦

C.①③②⑤④⑥⑦　　　　　　　D.①③②④⑦⑥⑤

2.《普通高等学校健康教育指导纲要》指出高校健康教育内容不包括（　　）。

A. 健康行为与生活方式　　　　　B. 疾病预防

C. 安全应急与避险　　　　　　　D. 生长发育与青春期保健

3. 下面概念描述正确的是（　　）。

A. 社区在地域上由某个地理和行政明确划定的局部地域发展形成稳定的社会关系和社会结构的、不同文化风俗习惯的人群构成

B. 社区健康教育是健康教育和其他一切能促使行为和社区环境向有益于健康转变的社会支持系统

C. 道德健康社区健康促进是指以社区为范围，以社区人群为教育对象，以促进社区居民健康为目标，有组织、有计划、有评价的健康教育活动

D. 社区健康管理对社区全体居民进行健康信息收集、监测与评估，对健康危险因素

进行指导与干预

4. 常见的家庭类型不包括（　　　）。

    A. 核心家庭　　　　B. 主干家庭　　　　C. 单亲家庭　　　　D. 同居家庭

5. 体现"医院健康教育"本身就是一种治疗手段的是（　　　）。

    A. 从单纯的生理服务转向生理、心理、社会的全面服务

    B. 可以密切医患关系，减少医疗纠纷

    C. 可以提高患者对医护人员的信任感和依从性

    D. 可以改善患者行为，实现非药物治疗

6. 关于工作场所健康教育描述正确的是（　　　）。

    A. 对各类工作场所职业人群开展工作场所健康教育是一项投入大成效少的措施

    B. 工作场所健康教育是通过卫生知识和防护知识的教育，改变健康认知，本质是行为改变，保障个体和群体健康

    C. 工作场所健康教育在于治疗有病的人，不在于治疗有病的作业场所

    D. 工作场所健康教育是以教育、组织、法律（政策）和经济手段，干预工作场所对健康有害的行为、生活方式和环境，以促进健康

7. 社区健康教育目标人群描述最正确的是（　　　）。

    A. 辖区内的居民和社区各企事业单位、学校、商业及其他服务行业的职业人群

    B. 儿童青少年、妇女、慢性病患者及老年人、残疾人等脆弱人群和服务行业从业人员

    C. 健康人群、具有某些致病危险因素的高危人群、患病人群、患者家属及照顾者

    D. 患病人群

二、多选题

1. 19 个月至 6 岁年龄段儿童健康教育的重点是（　　　）。

    A. 传染病和意外伤害的预防　　　　B. 贫血

    C. 佝偻病　　　　D. 发育迟缓

    E. 消化不良

2. 家庭健康教育评价指标包括（　　　）。

    A. 社会支持指标　　　　B. 工作指标

    C. 效果指标　　　　D. 慢性病的控制率

    E. 传染病发病率

三、判断题

（　　　）1. 实施家庭健康教育监督、评价和强化工作是健康教育的重要工作。

（　　　）2. 工作场所健康促进本质是行为的改变。

（周楠　孙喆）

实践项目

实践项目一　大学生生活方式调研

【实训目的】

1. 了解大学生生活方式现状，学习调研方法。
2. 能够利用所学知识开展调研，并进行分析，完成调研报告。

【实训准备】

1. 物品　生活方式调查问卷。
2. 场所　学校和实训室。

【实训学时】

2 学时。

【实训内容与方法】

1. 学生分组，使用生活方式调研问卷，根据调研目标人群随机选取大学生进行调研。
2. 对调研结果进行初步分析，并完成调研报告。

【实训评价】

1. 考查学生开展调研的能力。
2. 考查学生自主学习、组织协调、分工协作、沟通交流以及发现问题、分析问题和解决问题的能力。

实践项目二　制订吸烟干预方案

【实训目的】

1. 熟悉吸烟的干预步骤和干预方案。
2. 学会根据吸烟者的个体情况，制订有针对性的干预方案。

【实训准备】

1. 物品　电脑、笔记本、简短戒烟干预表格、吸烟日记。
2. 环境　实训室。

【实训学时】

2 学时。

【实训方法与内容】

（一）实训内容

选取身边吸烟的朋友、亲人，对其进行调研访谈，采取 5A 戒烟法为其制订个性化吸烟干预方案。

1. 询问并记录吸烟情况，填写详细的吸烟日记。
2. 提供吸烟及戒烟有关信息，明确指出吸烟对健康的多种危害；采取个体化劝诫的方式。对于没有戒烟想法者，在每次接触过程中反复重申戒烟建议，最终使得吸烟者能够做出正确的选择。
3. 评估吸烟者戒烟的意愿，针对戒烟意愿不强者可采用"5R"模式增强其戒烟动机。
4. 提供戒烟帮助　帮助吸烟者制订合理可行、个体化的戒烟计划。计划内容参考教材第二章。
5. 随访

（二）实训方法

1. 学生 4～6 人分为一组，模拟完成实训内容。
2. 分组进行汇报，完成实训报告。

【实训评价】

1. 考查学生熟练掌握吸烟干预步骤和干预流程，为吸烟者制订吸烟干预方案的能力。
2. 考查小组成员以人为本的意识，以及组织协调、分工协作、沟通交流、发现问题、分析问题、解决问题和自主学习的能力。

实践项目三　制作高血压健康教育海报

【实训目的】

1. 掌握健康教育海报的制作流程。
2. 能够分析健康教育需求，收集健康信息，制作和评价健康传播材料。

【实训准备】

1. 物品　海报、彩笔、绘画用工具等。

2. 环境　实训室。

【实训学时】

2 学时。

【实训方法与内容】

（一）实训内容

5 月 17 日，是世界高血压日，旨在引起人们对防治高血压的重视。请设计并制作一份高血压防治健康教育海报和宣传折页。

（二）实训方法

1. 学生 4~6 人分为一组，制作高血压防治健康教育海报和宣传折页。

2. 分组展示并讲解海报、宣传折页设计和制作过程。

3. 根据健康传播材料要求，进行自评和互评。

【实训评价】

1. 考查学生分析健康教育需求，收集健康信息，制作和评价健康教育海报的能力。

2. 考查小组成员以人为本的意识，以及组织协调、分工协作、沟通交流、发现问题、分析问题、解决问题和自主学习的能力。

实践项目四　开展糖尿病健康科普教育讲座

【实训目的】

1. 掌握健康科普教育课件的标准和开展科普讲座的流程和要求。

2. 能够根据需求，制作健康科普教育课件并开展科普教育讲座。

【实训准备】

1. 物品　电脑、投影仪、幕布、话筒、翻页笔等。

2. 环境　实训室。

【实训学时】

4 学时。

【实训方法与内容】

（一）实训内容

某社区老年人血糖控制不良，经与社区医院协商，将对老年糖尿病患者和体检结果糖耐量异常人群开展糖尿病健康教育讲座，要求至少一名家属陪同，建议将病历和常用餐具、血糖仪带至现场。

（二）实训方法

1. 学生 4～6 人分为一组，制作糖尿病防治健康教育科普课件。

2. 分组展示并讲解讲座开展流程。

3. 根据健康科普课件和讲座要求，进行自评和互评。

【实训评价】

1. 考查学生制作和评价健康教育科普课件并开展科普教育讲座的能力。

2. 考查小组成员以人为本的意识，以及组织协调、分工协作、沟通交流、发现问题、分析问题、解决问题和自主学习的能力。

实践项目五　高血压患者的个体化指导

【实训目的】

1. 掌握个体化指导技巧、流程和实施要点。

2. 能够根据服务对象特点和需求进行个性化指导。

【实训准备】

1. 物品　个体化指导记录表、海报、图片、视频、模型等。

2. 环境　实训室。

【实训学时】

2 学时。

【实训方法与内容】

（一）实训内容

根据下表，模拟健康管理师和患者，开展高血压个体化指导，并进行记录。

个体化指导记录表

姓名	×××	性别	男	年龄	××	就诊时间	××××年××月××日
疾病诊断	原发性高血压						
患者主诉	每天坚持运动和服药，但饮食控制不好，血压也不稳定，较为焦虑。						
客观检查	血压：130/70mmHg 身高：172cm 体重：78kg						
评估	血压测量在正常范围内，肥胖；饮食习惯主食摄入超量，高盐高脂饮食。						
干预计划							
预约复诊							

（二）实训方法

1. 学生 4~6 人分为一组，两人一组进行模拟，其他人观看。

2. 观看过程中记录个体化指导过程存在的问题。

3. 根据个体化指导的要求，进行自评和互评。

【实训评价】

1. 考查学生对常见慢性病进行个体化指导和健康咨询的能力。

2. 考查小组成员以人为本的意识，以及组织协调、分工协作、沟通交流、发现问题、分析问题、解决问题和自主学习的能力。

实践项目六　社区老年人防跌倒健康教育与健康促进项目的设计

【实训目的】

1. 掌握老年人群健康教育基本内容、健康教育与健康促进项目的设计步骤。

2. 能够根据需求制订和实施健康教育与健康促进计划，根据老年人身心特点对老年人开展健康教育。

【实训准备】

1. 物品　电脑、投影仪、幕布、话筒、翻页笔等。

2. 环境　实训室。

【实训学时】

2 学时。

【实训方法与内容】

（一）实训内容

某社区高龄老年人较多，近一年来连续出现数位老年人跌倒后卧床不起，甚至离世。为了减少类似事件的发生，该社区拟开展防止跌倒的健康教育与健康促进项目，请根据上述情况，为该社区制订防止老年人跌倒的健康教育与健康促进项目计划。

（二）实训方法

1. 学生 4~6 人分为一组，为该社区制订防止老年人跌倒的健康教育与健康促进项目计划。

2. 分组展示项目计划。

【实训评价】

1. 考查学生针对老年人生理心理特点开展健康教育的能力以及制订社区健康教育与健康促进项目计划的能力。

2. 考查小组成员以人为本的意识，以及组织协调、分工协作、沟通交流、发现问题、分析问题、解决问题和自主学习的能力。

附　录

附录一　参考资料一览表

参考资料类别及名称	发布时间
政策文件	
关于进一步加强新时期爱国卫生工作的意见	2015 年 1 月
"健康中国 2030" 规划纲要	2016 年 10 月
国家基本公共卫生服务规范	2017 年 2 月
健康中国行动（2019—2030 年）	2019 年 7 月
关于实施健康中国行动的意见	2019 年 7 月
法规	
中华人民共和国传染病防治法	1989 年 1 月 （2004 年 8 月修订，2013 年 6 月修正，2020 年 10 月 2 日，发布修订征求意见稿）
公共场所卫生管理条例	1987 年 4 月 （2016 年 2 月、2019 年 4 月、2024 年 12 月修订）
中华人民共和国劳动法	1995 年 1 月 （2018 年 12 月修订）
中华人民共和国食品安全法	2015 年 10 月
中华人民共和国职业病防治法	2002 年 5 月 （2017 年 11 月修订）
使用有毒物品作业场所劳动保护条例	2002 年 5 月 （2024 年 12 月修订）
突发公共卫生事件应急条例	2003 年 5 月 （2011 年 1 月修订）
标准指南	
国家基本公共服务标准（2023 年版）	2023 年 8 月
全民健身计划纲要	1995 年 6 月
减少有害使用酒精全球战略	2010 年 5 月
中国人群身体活动指南（2021）	2021 年 12 月
中国居民膳食指南（2022）	2022 年 4 月

参考资料类别及名称	发布时间
国民体质测定标准（2023 年修订）	2023 年 8 月
中国公民健康素养 ——基本知识与技能（2024 年版）	2024 年 5 月
中共中央、国务院关于加强青少年体育增强青少年体质的意见	2007 年 5 月
中小学健康教育指导纲要	2008 年 12 月
普通高等学校健康教育指导纲要	2017 年 6 月
关于开展健康城市健康村镇建设的指导意见	2016 年 7 月
全国健康城市评价指标体系（2018 版）	2018 年 3 月
健康企业建设规范（试行）	2019 年 10 月
关于印发健康村等健康细胞和健康乡镇、健康县区建设规范（试行） 的通知	2021 年 11 月
关于全面开展健康家庭建设的通知	2024 年 1 月
健康家庭建设指南（试行）	2024 年 1 月
其他	
中国防治慢性病中长期规划（2017—2025 年）	2017 年 1 月
中国居民营养与慢性病状况报告（2020 年）	2020 年 12 月

附录二　酒精使用障碍筛查问卷（AUDIT）

1. 你喝酒的次数为多少？

（0）从不（1）每月约一次（2）每月 2～4 次（3）每周 2～3 次（4）每周 4 次以上

2. 在喝酒的那一天中所饮的酒量为多少"杯"？

（0）1 或 2（1）3 或 4（2）5 或 6（3）7 到 9（4）10 以上

3. 每次喝 6"杯"以上的次数为多少？

（0）从不（1）每月不到一次（2）每月一次（3）几乎每周一次（4）每天或几乎每天

4. 是否一开始喝酒就无法立即中断？这种情况在最近一年中有几次？

（0）从不（1）每月不到一次（2）每月一次（3）几乎每周一次（4）每天或几乎每天一次

5. 你有没有因为喝酒而贻误了该做的事情？这种情况在最近一年中有几次？

（0）从不（1）每月不到一次（2）每月一次（3）几乎每周一次（4）每天或几乎每天一次

6. 在一次大量饮酒后，你是否需要在次日早上喝一些酒才能正常生活？这种情况在最近一年中有几次？

（0）从不（1）每月不到一次（2）每月一次（3）每周一次（4）每天或几乎每天一次

7. 你会不会在饮酒之后感到内疚或后悔？这种情况在最后一年中有几次？

（0）从不（1）每月不到一次（2）每月一次（3）每周一次（4）每天或几乎每天一次

8. 你会不会在因为喝酒而回忆不起前夜所发生的情况？这种情况在最近一年中有几次？

（0）从不（1）每月不到一次（2）每月一次（3）每周一次（4）每天或几乎每天一次

9. 有没有因为你喝酒而使你本人或他人受到损伤的情况？

（0）没有（2）有，但不在过去一年（4）有，是在过去的一年中

10. 你的亲戚好友、医生或其他卫生工作者有没有关心过你的饮酒问题，并劝过你戒酒？

（0）没有（2）有，但不在过去的一年（4）有，是在过去的一年中

总分：

结果解释：

饮酒中含有酒精10克称为"一杯"，例如250mL啤酒、一小盅（15mL）烈酒、一玻璃杯葡萄酒或黄酒。分数≥8为阳性，通常说来，前3个问题高分而其余不见高分者则提示严重危害性饮酒；问题4、5、6高分则表示酒精依赖，最后部分高分则说明饮酒有伤害。

注意事项：

筛查可识别严重危害性饮酒、伤害性饮酒甚至酒精依赖，但AUDIT本身不是诊断工具。如果经AUDIT检测出来有问题的嗜酒者，应提请有资格的医生作进一步评价。

附录三　全球身体活动问卷（GPAQ）

基本信息

您的姓名：

您的出生日期：

您的性别：

您的身高（单位：cm）：

您的体重（单位：kg）：

工作相关身体活动

您目前是否在外工作或有兼职？（是/否）

如选择"否"，请跳至"交通相关身体活动"部分。

在过去7天内，您在工作中有几天参加了高强度身体活动（如搬运重物、挖掘、爬楼梯等），且持续时间超过10分钟？

每周几天：_____

每天时长：_____小时_____分钟

在过去7天内，您在工作中有几天参加了中等强度身体活动（如快步走、肩挑轻物等），且持续时间超过10分钟？

每周几天：_____

每天时长：_____小时_____分钟

在过去 7 天内，您在工作中有几天步行时间持续超过 10 分钟？（注意：不包括上下班路上的步行时间）

每周几天：_____

每天时长：_____小时_____分钟

交通相关身体活动

在过去 7 天内，您有几天乘车外出？（如火车、公交车、汽车等）

每周几天：_____

每天时长：_____小时_____分钟

在过去 7 天内，您有几天骑自行车外出，且持续时间超过 10 分钟？

每周几天：_____

每天时长：_____小时_____分钟

在过去 7 天内，您有几天步行外出，且持续时间超过 10 分钟？

每周几天：_____

每天时长：_____小时_____分钟

家务相关身体活动

在过去 7 天内，您有几天参与了高强度家务活动（如搬运重物、砍柴、扫雪等），且持续时间超过 10 分钟？

每周几天：_____

每天时长：_____小时_____分钟

在过去 7 天内，您有几天参与了中等强度家务活动（如提拎小型物品、扫地、擦窗户、整理房间等），且持续时间超过 10 分钟？

每周几天：_____

每天时长：_____小时_____分钟

运动及休闲相关身体活动

在过去 7 天内，您有几天外出散步，且持续时间超过 10 分钟？（不包括已描述过的步行时间）

每周几天：_____

每天时长：_____小时_____分钟

在过去 7 天内，您有几天参加了高强度体育锻炼（如有氧健身、跑步、快速骑车、游泳等），且持续时间超过 10 分钟？

每周几天：_____

每天时长：_____小时_____分钟

在过去 7 天内，您有几天参加了中等强度体育锻炼（如快速行走、跳交谊舞、打保龄球、打乒乓球等），且持续时间超过 10 分钟？

每周几天：_____

每天时长：_____小时_____分钟

静坐时间

在过去 7 天内，您工作日每天花在坐姿状态中的时间是多少（包括工作、学习、使用电脑和手机、看书等）？

每天时长：_____小时_____分钟

在过去 7 天内，您周末或休息日每天花在坐姿状态中的时间是多少？

每天时长：_____小时_____分钟

其他

您通常每天有多少时间坐着或靠着？（不包括睡觉时间）

每天时长：_____小时_____分钟

注意事项：

以上问卷仅为示例，具体调查时可根据研究目的和对象进行适当调整。在填写问卷时，请确保提供准确和完整的信息，以便研究人员更好地了解您的身体活动情况。

附录四　体力活动准备问卷（PAR-Q）

是	否	条目
□	□	1. 医生是否告诉过你患有心脏病并且只能参加医生推荐的体力活动
□	□	2. 当你进行体力活动时，是否感觉胸痛
□	□	3. 自上个月以来，你是否在没有参加体力活动时发生胸痛
□	□	4. 你是否曾因为头晕跌倒或曾失去过知觉
□	□	5. 是否有因为体力活动变化而加重的骨或关节疾病（如腰背部、膝关节、髋部）
□	□	6. 最近医生是否因为血压或心脏问题给你开过药（如静脉输液、口服药物）
□	□	7. 你是否知道一些你不能进行体力活动的其他原因

结果解释：

1. 如果对 PAR-Q 所有问题回答都是"否"，可参加运动测试和运动指导，同时注意应循序渐进进行；

2. 如果对上述一个或更多问题回答了"是"，需要向专科医生咨询，告诉医生哪些问题回答是"是"，希望参加哪些类型的体力活动，然后听从医生建议，有针对性制订运动测试方案和运动处方。

注意事项：

本问卷有效期是完成问卷开始后 12 个月内；如果身体状况发生变化，有回答"是"的问题，之前的问卷结果无效，需重新回答问卷内容；本问卷使用时，必须采用完整形式，不得随意改动。

附录五　AHA/ACSM 健康/体适能机构运动前筛查问卷

调查项目	是/否	解释
你曾经有过以下病史		如果你在这一部分中标记出了任何一个陈述，那么在运动前向你的医生或其他健康管理者咨询。你可能需要在某个经过认证的医务人员的监护下进行健身
一次心脏病发作		
心脏手术		
心脏导管插入术		
冠状动脉成形术（PTCA）		
起搏器/可植入的心脏除颤仪/心律失常		
心脏瓣膜疾病		
心力衰竭		
心脏移植		
先天性心脏病		
症状		
你做体力活动时有过胸部不适		
你有过原因不明的呼吸停止		
你有过头昏眼花、晕倒或者眩晕		
你服用治疗心脏病的药物		
其他健康问题		
你有糖尿病		
你有哮喘或其他肺部疾病		
当短距离行走时，你的小腿有发热或抽筋感		
你有限制你体力活动的肌肉骨骼问题		
你关心运动的安全性		
你服用处方药		
你怀孕了		
心血管危险因素		如果你在这一部分中标记出了两个或更多的陈述，那么你应该在运动前向医生或其他健康管理者咨询。要由运动专业人员指导你健身
你是 45 岁以上的男性		
你是 55 岁以上的女性/做过子宫切除手术或者已经绝经		
你吸烟或是 6 个月内戒烟者		
你的血压超过 140/90mmHg		
你不知道你的血压情况		
你服用降压药物		
你的血清胆固醇水平高于 200mg/dL		
你不知道你的血胆固醇水平		
你曾有一个近亲在 55 岁（父亲或兄弟）或 65 岁（妈妈或姐妹）前发作过一次心脏病或做过心脏手术		
你不常运动（即体力活动水平少于每周至少三次、每次 30 分钟）		
你超重 9kg 以上（标准体重的计算：H<165cm，H-100；165<H<175cm，H-105；H>175cm，H-110）		

调查项目	是/否	解释
上面所述的一个也没有		你应该能够安全地进行自我指导的运动，而不用向医生或其他健康管理者咨询，也可以在几乎所有能满足你的运动计划需要的场所运动

目标检测答案

第一章

单选题答案：1. A　2. A　3. C　4. C　5. C　6. D　7. C　8. D

多选题答案：1. ABCDE　2. ABCDE

判断题答案：1. ×　2. √

第二章

单选题答案：1. C　2. B　3. E　4. C　5. A　6. D　7. D　8. A　9. C　10. C　11. A　12. C

多选题答案：1. CD　2. ABD　3. ABCD　4. ABCD

判断题答案：1. ×　2. ×　3. ×　4. √

第三章

单选题答案：1. A　2. C　3. D　4. C　5. C　6. C

多选题答案：1. ABCDE　2. ACDE

判断题答案：1. ×　2. √　3. √

第四章

单选题答案：1. A　2. C　3. B　4. C　5. A　6. D　7. D　8. B

多选题答案：1. ABDE　2. ABCDE

判断题答案：1. √　2. √

第五章

单选题答案：1. D　2. B　3. A　4. C　5. B　6. C

多选题答案：1. ABCDE　2. ABDE

判断题答案：1. ×　2. √

第六章

单选题答案：1. D　2. D　3. D　4. A　5. C　6. C　7. C　8. A

多选题答案：1. ABCDE　2. ABCDE

判断题答案：1. ×　2. √

第七章

单选题答案：1. A　2. D　3. D　4. A　5. D

多选题答案：1. ABCD　2. ABCD　3. ABCDE　4. AB　5. ABCDE　6. ABCDE　7. ABCD
　　　　　　8. ABCDE　9. ABCDE　10. ABCD

判断题答案：1. √　2. √　3. ×　4. √　5. √

第八章

单选题答案：1. A　2. D　3. D　4. D　5. D　6. D　7. A

多选题答案：1. ABCD　2. ABCD

判断题答案：1. √　2. ×

参考文献

[1] 李浴峰，马海燕. 健康教育与健康促进[M]. 北京：人民卫生出版社，2020.

[2] 傅华. 健康教育学[M]. 北京：人民卫生出版社，2017.

[3] 翟向阳. 健康教育学[M]. 重庆:重庆大学出版社，2018.

[4] 李英华，李莉. 健康教育服务实施与评价指南[M]. 北京：北京大学医学出版社，2016.

[5] 田本淳. 健康教育与健康促进实用方法[M]. 北京：北京大学医学出版社，2014.

[6] 李晓阳，周德华. 健康教育与健康促进[M]. 北京：北京大学医学出版社，2011.

[7] 田向阳，程玉兰. 健康教育与健康促进基本理论与实践[M]. 北京：人民卫生出版社，2016.

[8] 龙敏南. 健康教育学[M]. 北京：中国医药科技出版社，2020.

[9] 李春玉，王克芳. 健康教育[M]. 北京：北京大学医学出版社，2015.

[10] Zhang M，Ma Y，Xie X，et al.Trends in insufficient physical activity among adults in China 2010-18: a population-based study[J].Int J Behav Nutr Phys Act，2023，20（1）:87.